Aloys Greither

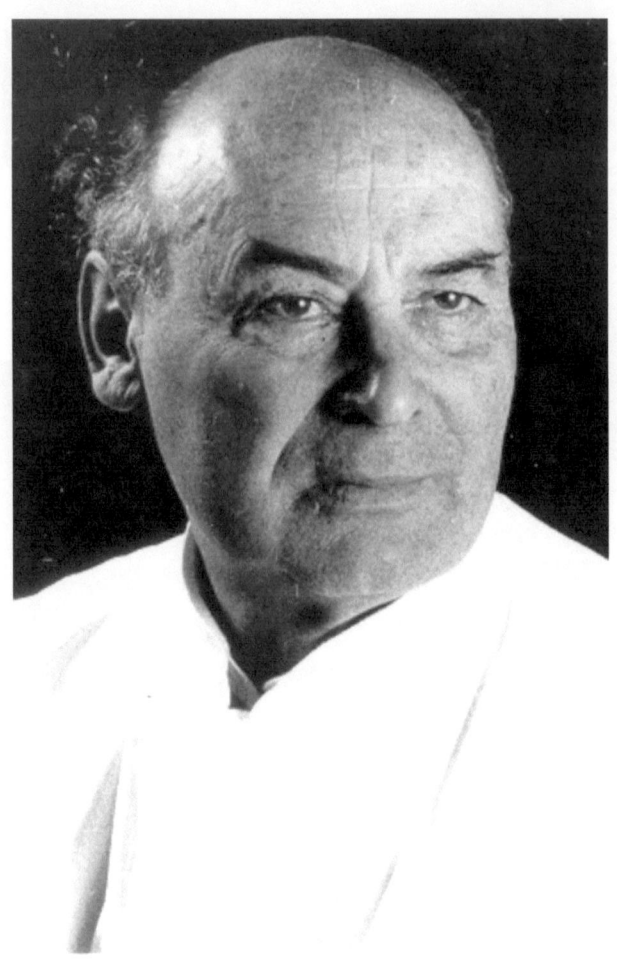

Aloys Greither (1913 – 1986) - Der Düsseldorfer Dermatologe, Psychoanalytiker, Violinist, Bratschist, Kunst-, Musikhistoriker, Maler, Übersetzer, Schriftsteller, Lyriker und Kunstsammler.

Maik Irmisch

# Aloys Greither

Hautarzt zwischen Mozart, Hesse, Dix und Scharl

©2006 – Dr. Maik Irmisch (Quellen beim Verfasser)

Herstellung und Verlag: Books on Demand GmbH, Norderstedt

Printed in Germany

ISBN 3-8334-4909-8

# Inhalt

## *Die Kunst*

*Sie ist billig.*

*Sie ist teuer.*

*Sie ist der Schatten.*

*Sie ist das Licht.*

*Sie kann erfreuen.*

*Sie kann quälen.*

*Sie kann vermitteln.*

*Sie kann missbraucht werden.*

*Sie zeigt den Ursprung.*

*Sie zeigt das Ende.*

*Sie zeigt das Leben.*

*Sie zeigt den Tod.*

*Sie spricht viele Sprachen.*

*Sie verstehen alle Menschen.*

*Sie überdauert Jahrhunderte.*

*Sie heißt: DIE KUNST.*

Irmisch 2002

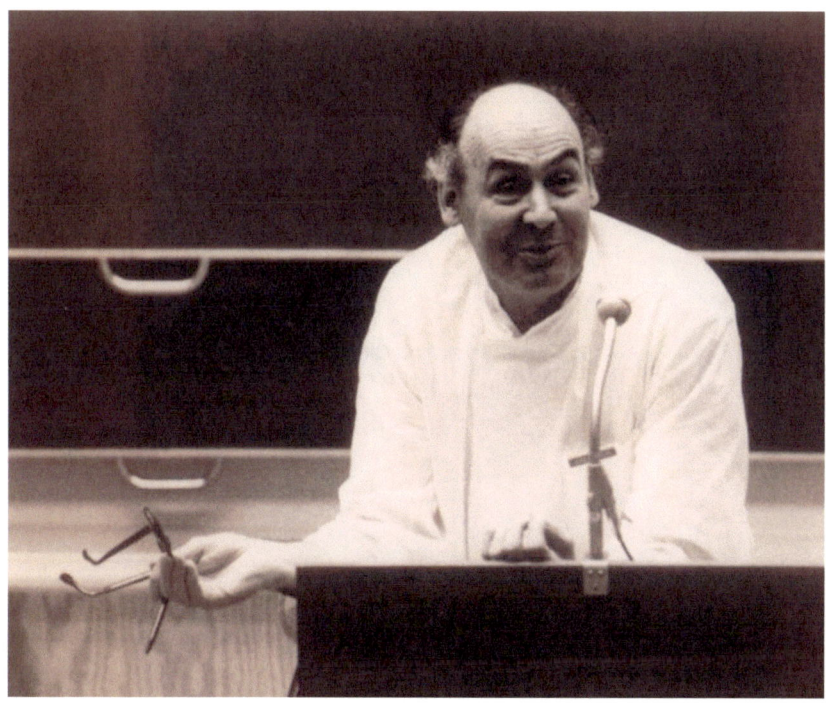

**Abbildung 1 Aloys Greither (1913 – 1986).** (Quelle: privat.).

## 1. Greithers Lebensweg. Greither als Dermatologe.

Alois GREITHER wurde am 29. Dezember 1913 als Sohn des Grenzaufsehers Johann GREITHER (geb. 25. Januar 1882 – gest. 11. Juni 1964) und seiner Frau Margarete GREITHER, geborene PRESTEL (geb. 19. August 1888 in Dietmannsried – gest. ?) in Mittelberg im Kleinen Walsertal geboren.[1]

Sein Vor- und Taufname wurde zunächst, wie üblich, nur mit „i" geschrieben, bis ihn GREITHER später selbst in die Form mit „y", in Anlehnung an seinen Lieblingsnamen „Aloysius" (auch „Aloisius") änderte.[2]

---

[1] 1913 wohnte die Familie in Mittelberg im Hause des Lehrers Hermann RIEZLER, das wahrscheinlich auch GREITHERS Geburtshaus war. Er nannte es später immer das „Lehrer-Haus". 1915 zog die Familie nach Hirschegg.

[2] GREITHER hatte noch drei Schwestern: Theresia („Thea"), Margarete („Grit") und Magdalena („Madleen").

In seiner handschriftlichen Biografie von 1959 schrieb GREITHER: *„Ich bin römisch-katholischer Konfession.“*

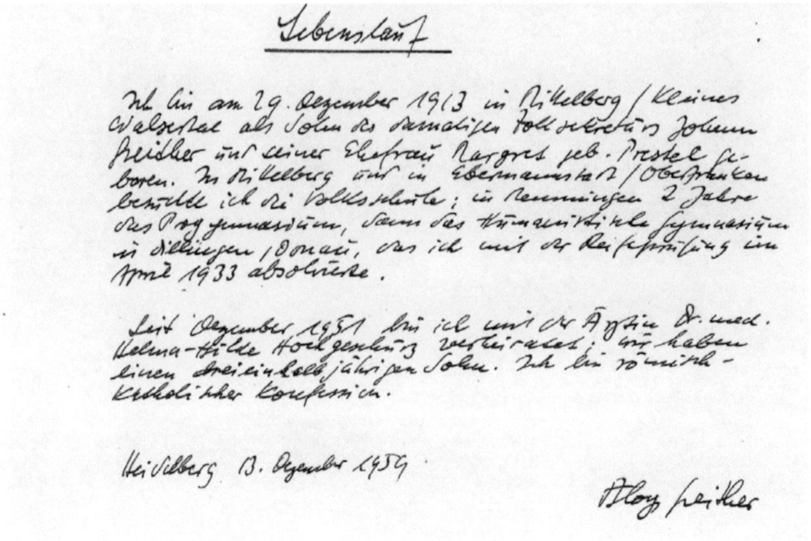

Lebenslauf

Ich bin am 29. Dezember 1913 in Mittelberg / Kleines Walsertal als Sohn des damaligen Zollsekretärs Johann Greither und seiner Ehefrau Margret geb. Prestel geboren. In Mittelberg und in Ebermannstadt / Oberfranken besuchte ich die Volksschule; in Memmingen 2 Jahre das Progymnasium, dann das humanistische Gymnasium in Dillingen / Donau, das ich mit der Reifeprüfung im April 1933 absolvierte.

Seit Dezember 1951 bin ich mit der Ärztin Dr. med. Helma-Hilde Hoch[illegible] verheiratet; wir haben einen dreieinhalbjährigen Sohn. Ich bin römisch-katholischer Konfession.

Heidelberg, 13. Dezember 1959

Aloys Greither

**Abbildung 2 Ausschnitt aus der handschriftlichen Biografie Greithers. Heidelberg, 1959.** (Quelle: privat.).

GREITHERS Vater wurde als Grenzbeamter öfter versetzt. So musste GREITHER häufig die Schule wechseln. In Mittelberg und in Ebermannstadt/Oberfranken ging GREITHER zur Volksschule, anschließend noch zwei Jahre zum Progymnasium nach Memmingen.

Seit dem 15. April 1926 besuchte GREITHER das Gymnasium in Dillingen an der Donau, wo er im März 1933 die Reifeprüfung mit „hervorragend“ (Religion, Deutsch, Englisch, Mathematik und Geschichte) sowie „lobenswert“ (Latein, Griechisch, Physik, Erdkunde und Turnen) bestand (Urkunde vom 6. April 1933). Nach dem Abitur studierte GREITHER in München Philosophie, Psychologie, Pädagogik sowie Kunst- und Musikgeschichte. Besonders begeisterte er sich für Psychologie. Deshalb promovierte er 1936 bei Geheimrat Aloys FISCHER mit der Arbeit: „Über die psychoanalytischen Theorien zum Selbstmord Jugendlicher“ (Verteidigung der Arbeit am 21. Februar 1936).

Diese erste Dissertation zum Doktor der Philosophie erschien im November 1938, zur Monografie erweitert, unter dem Titel: „Selbstmord und Erziehung. Eine kulturphilosophische, psychologische und pädagogische Studie" bei seinem Freund, dem jüdischen Verleger Felix MEINER in Leipzig. Dieses Buch kam aber nach den GOEBBELS'schen Verordnungen auf den Index, was GREITHER und seinen Doktorvater in Schwierigkeiten brachte.

GREITHERS Doktorvater Aloys FISCHER geriet ab 1936 „... in einen aussichtslosen Kampf um seine akademische Existenz. Dem Entlassungsschreiben kam der zermürbte Geheimrat durch eine tödliche Krankheit zuvor. ... Ich selbst kam zunächst in keine akute Gefahr. Davor schützte mich einmal die Langsamkeit der Bürokratie, die von meiner ketzerischen Publikation keine Kenntnis nehmen wollte. Zum anderen erschwerte meine neue ärztliche Identität die Verfolgung meiner dissidenten Spur. Als sie endlich aufgefunden war und die Partei nach mir greifen wollte, erwiesen sich meine militärischen Vorgesetzten – trotz genauester Kenntnis meiner Gesinnung – als die Stärkeren. Und hier muss ich dankbar sagen, dass ich ebenso wie bei meinen akademischen Lehrern bei den Soldaten und Offizieren der Wehrmacht nur ausnahmsweise blindergebene Parteigänger des Führers angetroffen habe." (GREITHER am 27. Februar 1986 in seiner Ansprache zur Entgegennahme des goldenen philosophischen Doktor-Diploms - nach 50 Jahren „Dr. phil.".).

GREITHER bemerkte bald, dass die Psychoanalytik ohne die medizinische Gesamtheit nicht voll zu erfassen ist. So begann er mit dem Winter-Semester 1934/35 parallel noch ein Medizinstudium, das er seit dem Sommer-Semester 1936 als alleiniges Studium fortsetzte. Zunächst studierte er in München und bestand hier auch 1937 sein Physikum.

Das weitere Studium teilte er nach dem Physikum auf und ging für jeweils ein Semester nach Freiburg im Breisgau, zurück nach München und nach Tübingen. Die letzten beiden Semester absolvierte er wieder in München. Das reguläre Staatsexamen wurde aber durch den Ausbruch des Krieges im September 1939 vereitelt. GREITHER: „Zum Ausgleich der ohne Examen erfolgten Approbation (7. Oktober 39) unterzog ich mich einem Rigorosum in zwölf Fächern."

Zu Kriegsbeginn im September 1939 wurde Aloys GREITHER zum Unterarzt ausgebildet und kam nach der Approbation von Oktober 1939 bis März 1940 zur Sanitätskompanie nach Prag.

Die Prüfungen für sein Staatsexamen absolvierte GREITHER parallel am 26. bzw. 29. Januar und 2. Februar 1940. Gleichzeitig verteidigte er seine zweite, medizinische Promotionsarbeit mit dem Titel: „Über die Ursachen der Frühgeburten – Eine empirische Untersuchung", die er an der Universitäts-Frauenklinik in München unter RECH anfertigte (Leiter: EYMER).

## Universität München
### Medizinische Fakultät

# Urkunde
## über die Verleihung des Doktorgrades

Unter dem Rektorate des Professors der Physiologie Dr. Philipp Broemser und dem Dekanat des Prof. der Anatomie Dr. med. et phil. nat. Adolf Dabelow wird

dem bestallten Arzte

## Herrn Aloys Greither
geb. zu Mittelberg

in Anerkennung der von ihm eingereichten wissenschaftlichen Abhandlung über „Über die Ursachen der Frühgeburten (eine empirische Untersuchung)" und nach erfolgreicher Ablegung der mündlichen Prüfung
am 26. Januar 1940

### der Doktorgrad der Medizinischen Fakultät
(doctor medicinae)

mit dem Gesamturteil „gut" verliehen.

München, den 14. Februar 1940.

Dekan

**Abbildung 3 Promotionsurkunde. München, den 14. Februar 1940. (Quelle: privat.).**

Im März wurde GREITHER ins Feldlazarett nach Trier und 1941 nach Polen kommandiert. Seit 1942 nahm er am Russlandfeldzug teil. Hier an der Ostfront arbeitete er von 1942 bis 1943 zunächst in dem kleinen Dorf Satischenski bei Orel an der Oka (heute: Orjol, etwa 350 km südwestlich von Moskau) und dann bis 1943 in Orel selbst, in der Hautabteilung des Feldlazarettes 615. GREITHER arbeitete im Lazarett aber keineswegs nur als Dermatologe. Er war dort zugleich Chirurg, Internist, Psychologe und sogar Zahnarzt.

GREITHERS Vorgesetzter und Leiter der Hautabteilung war der Sachse Oberstabsarzt Willy OBERLÄNDER. Unter seiner Leitung arbeitete GREITHER von April bis September 1942 als Hospitant, von Oktober 1942 bis März 1943 als Stationsarzt der Abteilung für Haut- und Geschlechtskrankheiten im Feldlazarett 615. In dieser Zeit wurden dort über 7.000 Patienten betreut. Während des Heimaturlaubs OBERLÄNDERS leitete GREITHER die Hautabteilung selbständig. Am 17. April 1943 schrieb Aloys GREITHER einen mutigen und offenen Brief an den Schriftsteller Hermann HESSE (Pseudonym Emil SINCLAIR, geb. 2. Juli 1877 in Calw bei Stuttgart – gest. 9. August 1962 in Montagnola/Schweiz) in die Schweiz, in dem er seinen inniglichsten Wunsch nach Frieden verdeutlichte: *„Der Frühling zieht ins Land und es blüht der Friede nicht. Diese Jahreszeit ist im Kriege vielleicht am schwersten zu ertragen. Ob es überhaupt noch Länder gibt, in denen der Friede blüht? Ob nicht die Welle des Krieges alle streift, nicht mit Schlachtenlärm, sondern für diejenigen fühlbar, die feinere Nerven haben."* Nach der Landung der alliierten Truppen in der Normandie am 6. Juni 1944 wurde GREITHER an die Westfront nach Frankreich kommandiert. Gegen Kriegsende geriet er in amerikanische Gefangenschaft und erhielt das Privileg, von Mai 1945 bis Februar 1946 als Chirurg an der Heidelberger Universitätsklinik von Karl-Heinz BAUER als „Prisoner of War" arbeiten zu dürfen. Mit BAUER entstand eine langjährige Freundschaft. GREITHER fiel nicht unter das Entnazifizierungsgesetz und bekam am 8. Mai 1947 von der Spruchkammer Heidelberg den begehrten „Persilschein" für die politische Unbedenklichkeit.

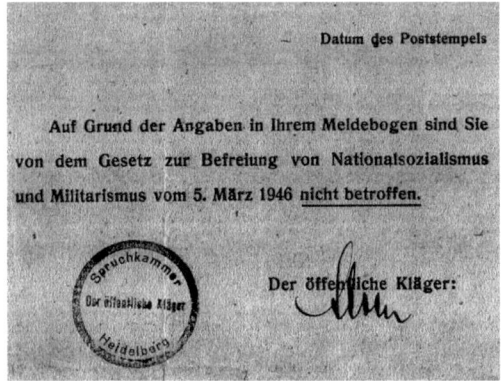

**Abbildung 4 Greithers politische „Unbedenklichkeits-Bescheinigung" von der Spruchkammer in Heidelberg (1947).** (Quelle: privat.).

Am 1. Mai 1946 wechselte GREITHER zu Walther SCHÖNFELD (1888 – 1977) an die Heidelberger Universitäts-Hautklinik, unterbrochen von einer dreimonatigen Hospitation in Züricher Hautklinik bei Guido MIESCHER (1887 – 1961). 1951 habilitierte sich GREITHER in Heidelberg zum Thema „Experimentelle Untersuchungen zur Entstehung und Beeinflussung des so genannten akuten Lichtschlages" bei Mäusen.[3] Während dieser Zeit wohnte er auch in der Klinik in einem Dachzimmer auf dem Schwesterngang.

Als Oberarzt betreute GREITHER auch die dermatologische Klinikambulanz. Hier lernte er die junge Ärztin Helma-Hilde HOCHGESCHURZ (geb. 9. März 1921 in Kiel) kennen. Am 22. Dezember 1951 heirateten beide standesamtlich in Heidelberg.[4]

Nach SCHÖNFELDS Emeritierung übernahm 1959 Josef HÄMEL (1894 – 1969), der 1958 aus Jena in den Westen geflüchtet war, den Lehrstuhl in Heidelberg. GREITHER wurde sein erster Oberarzt. Am 19. Dezember 1959 schrieb HÄMEL in einer Beurteilung über GREITHER: „*Das Ansehen, das er besonders im Ausland besitzt, ist vielleicht am besten aus der Tatsache zu ersehen, dass er ohne irgendwelche Vermittlung spontan in das Editorenkollegium der in der Schweiz herausgegebenen, international besonders bedeutsamen Zeitschrift „Dermatologica" aufgenommen worden ist, dem sonst aus Deutschland nur fünf Ordinarien der Dermatologie angehören. ... Er verfügt über eine immense Arbeitskraft, die besonders dadurch dokumentiert wird, dass er, bei vollem Einsatz in der Klinik ... immer noch Zeit findet zur Pflege außermedizinischer Interessen, die sich auf dem Gebiet der Literatur, Musik und Kunst bewegen.*"

In dieser Zeit stand GREITHER auf den Berufungslisten in Essen an zweiter, in Aachen sogar an erster Stelle. Die Aachener Direktorenstelle nahm er als Nachfolger des pensionierten Chefs Philipp KELLER (1891 – 1973) zunächst auch an.

---

[3] An 1.500 Mäusen wies er nach, dass der Tod am Lichtschlag nicht durch UV-Strahlen beziehungsweise eine Fotoallergie, sondern nur durch die Gabe von Porphyrin in toxischen Mengen oder die durch Belichtung gesteigerte Resorption (Porphyrin-Toxizität) verursacht wurde.
[4] Aus der Ehe mit Helma GREITHER, geborene HOCHGESCHURZ, gingen zwei Kinder, Cornelius Johannes (geb. 24. August 1956 in Heidelberg), der Mathematik studierte und Ordinarius für Mathematik an der Bundeswehrakademie in München wurde sowie Julia Elisabeth, die Logopädin in Berlin wurde (geb. 9. Dezember 1960 in Heidelberg), hervor. Nach der Geburt ihres Sohnes war es Helma GREITHER durch die Hilfe einer Kinderfrau möglich, relativ rasch wieder zu arbeiten und noch in der Klinik zu wohnen. Nach der Geburt der Tochter zog die nun vierköpfige Familie vorübergehend in das Haus eines Geologie-Professors nach Hohensachsen in die Schulstraße 59.

Zu GREITHERS Abschied von der Heidelberger Klinik gab es ein Konzert mit Werken von Joseph HAYDN (Streichquartett, op. 20, Nr.5) und Wolfgang Amadeus MOZART (Streichquartett, KV 575), bei dem er selbst Viola spielte. Seine „Aachener Zeit" währte allerdings nur vom 1. Januar bis zum 31. Juli 1962: Am 1. August 1962 nahm Aloys GREITHER den Ruf auf den dermatologischen Lehrstuhl der Medizinischen Akademie Düsseldorf an. Er wurde Nachfolger von Hans Theo SCHREUS (1892 – 1970). Zwischen Aachen und Düsseldorf hatte es quasi einen Wechsel „über Kreuz" gegeben. Mit dem Ausscheiden von SCHREUS wechselte dessen Oberarzt und Dermatologie-Professor Walter GAHLEN (geb. 1908 in Düsseldorf) als Nachfolger von GREITHER am 1. August 1962 an die Hautklinik nach Aachen, während GREITHER nach Düsseldorf kam. Seine Antrittsvorlesung hielt Aloys GREITHER in Anwesenheit seines Vorgängers Hans-Theodor („Hans-Theo") SCHREUS und seines Heidelberger Lehrers Josef HÄMEL am 18. Januar 1963 zum Thema „Die Dermatologie in ihren Beziehungen zu den übrigen Fächern der Heilkunde".[5] Am 14. Februar 1966 wurde in einem Festakt im Schauspielhaus die Medizinische Akademie Düsseldorf in den Stand einer Universität erhoben.

Wissenschaftlich-dermatologisch arbeitete GREITHER in der ersten Zeit vor allem zu den „systemischen Keratosen" (GREITHERS keratosis, Synonym: Keratodermia palmo-plantaris transgrediens et progrediens). 1972 veröffentlichte er im SPRINGER-Verlag das Kurzlehrbuch „Dermatologie und Venerologie. Eine Propädeutik und Systematik". Außerdem war GREITHER Mitherausgeber der in der Schweiz erscheinenden renommierten Fachzeitschrift „Dermatologica". Als Ausgleich für seine ärztliche Tätigkeit befasste sich GREITHER immer wieder theoretisch und praktisch mit Musik und Kunst. Neben seiner medizinwissenschaftlichen Tätigkeit veröffentlichte er etwa 250 Originalarbeiten, 5.000 Referate und 22 Monografien. Besonders hervorzuheben sind seine kulturwissenschaftlichen Arbeiten. Am 27. Februar 1986 fand an der Ludwig-Maximilians-Universität in München eine „Akademische Feier der Erneuerung der philosophischen Doctorwürde anlässlich der 50jährigen Wiederkehr der Promotion von Prof. Dr. phil., Dr. med. Aloys Greither" im Sitzungssaal der Philosophischen Fakultät statt. Ohne seine Diagnose zu kennen, war GREITHER bereits von den Folgen eines Pankreaskarzinom-Leidens gezeichnet. Der Schwäche und dem körperlichen Verfall standen seine klare Stimme und sein wacher Geist gegenüber: *„Gewiss ich bin schließlich ein Doctor und sogar ein Professor der Medizin geworden. Aber ich glaube und hoffe, auch ein Doctor der Philosophie geblieben zu sein."*

---

[5] Im September 1973 gab es einen rein privaten Umzug der Familie nach München in die Rheinstraße 31, während GREITHER in der Woche in einer kleineren Wohnung in Düsseldorf blieb.

Für seine Verdienste im In- und Ausland wurde GREITHER beispielsweise mit der Paracelsus-Medaille der Medizinischen Fakultät der Universität Montpellier geehrt.

Es schlossen sich nun ein kurzer schwerer Leidensweg mit Krankenhausaufenthalten, einer großen Operation und Phasen von Bangen und Hoffen an. Schließlich wurde Aloys GREITHER, ohne Hoffnung auf Heilung, in sein schönes Haus in Holzhausen bei Bad Aiblingen entlassen. Hier konnte er noch einmal die Strahlen der wärmenden Sommersonne und seinen geliebten Blick auf die Alpen genießen.

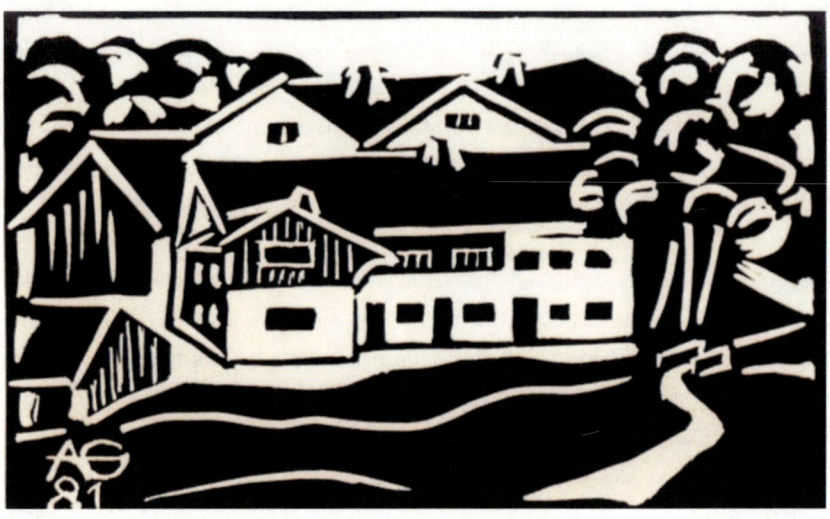

**Abbildung 5 Aloys Greither. Unser Haus in Holzhausen. Linolschnitt, 1981.** (Quelle: privat).

Aus dem Tagebuch des Sterbejahres 1986 geht hervor, dass er sich neben medizinischen Belangen wie Laborwerten, Ein- und Ausfuhr auch für die Fußball-Weltmeisterschaft 1986 in Mexiko interessierte und sich mit Musik ablenkte: „Musik, passiv" wie er einmal schrieb.
Der große Kräfteverfall wurde aber bereits an der Schrift deutlich. Es waren nicht mehr die geradlinigen, klaren Züge der vergangenen Jahre. Buchstaben flohen aus dem Zeilenverband, wirkten gekritzelt. Die letzte Eintragung von seinem Todestag, Sonntag, dem 20. Juli 1986 lautete „60,3 kg".

**2. Greithers Bekanntschaft mit Künstlerpersönlichkeiten seiner Zeit. Greither als Kunstliebhaber und -sammler.**

Zu Künstlern, Musikern, Schriftstellern und Malern unterhielt GREITHER freundschaftliche Kontakte. Sicherlich waren diese zu einigen enger als zu anderen. Hervorzuheben ist dabei vor allem die Bekanntschaft mit Hermann HESSE, die zu einem sehr vertrauten Verhältnis führte. Bemerkenswert war auch seine Freundschaft zu Wilhelm SCHÄFER (-DITTMAR) (geb. 20. Januar 1868 in Ottrau/Hessen – gest. 19. Januar 1952 in Überlingen/Ludwigshafen), dem Autor des „Hauptmann von Köpenick" und Herausgeber der Zeitschrift „Die Rheinlande". Diese Beziehung zu dem „väterlichen Freund" SCHÄFER öffnete GREITHER indirekt auch das Tor zu HESSE, der 1912 in die Schweiz übergesiedelt war. Auch mit dem Schriftsteller Dr. Wilhelm von SCHOLZ (geb. 15. Juli 1874 in Berlin – gest. 25. Mai 1969 im Gut Seeheim bei Konstanz), der literarisch die gesamte erste Hälfte des 20. Jahrhunderts in Deutschland mit prägte und in einigen seiner Dramen sogar selbst spielte, entstand eine reger Briefwechsel. Die Beziehung GREITHERS zu VON SCHOLZ, SCHÄFER und HESSE soll vor allem anhand der geführten Korrespondenz dargestellt werden, die emotional, ausdrucksstark und mit großer Sachkenntnis geführt wurde. Besonders interessant sind GREITHERS diplomatischen Formulierungen und Andeutungen während der Nazi- und Kriegs-Zeit. Dadurch, dass er während des Krieges etwas mehr Zeit für sich hatte und deshalb von den meisten Briefen vorher einen Entwurf schrieb, ist nahezu die gesamte Korrespondenz erhalten geblieben.

Zu den weiteren Bekannten, Briefpartnern und Freunden GREITHERS gehören:

- die Münchner Pianistin und Musikdozentin Magda RUSY (geb. 1906 in Karlsbad),
- die bekannte Mezzosopran-Kammersängerin Christa LUDWIG (geb. 16. März 1928 in Berlin),
- der musizierende berühmte Physikprofessor Heinrich WELKER (1912 – 1981),
- der berühmte Schweizer Theologie-Professor Karl BARTH (1886 – 1968),
- die Schriftsteller Oskar Maria GRAF (geb. 22. Juli 1894 in Berg/Starnberger See – gest. 28. Juni 1967 in New York) und
- Wolfgang HILDESHEIMER (geb. 9. Dezember 1916 in Hamburg – gest. 21. August 1991 in Poschiavo/Graubünden),
- die schwedische Schauspielerin Zarah LEANDER (1907 – 1981),

- die Künstler Conrad FELIXMÜLLER (geb. 21. Mai 1897 in Dresden – gest. 24. März 1977 in Berlin) und

- Max KAUS (geb. 11. März 1891 in Berlin – gest. 5. August 1977 in Berlin),

- die Familie Paul KLEES (geb. 18. Dezember 1879 in Münchenbuchsee bei Bern – gest. 29. Juni 1940 in Muralto-Locarno), besonders sein Sohn Felix,

- Otto PANKOK (geb. 6. Juni 1893 in Saarn – gest. 20. Oktober 1966 in Wesel),

- der Bamberger Konzertmeister und Maler Max PÖPPEL (1918 – 1968) mit seiner Lebensgefährtin der Malerin Erika BAUER,

- Christian SCHAD (geb. 21. August 1894 in Miesbach – gest. 25. Februar 1982 in Stuttgart),

- Josef SCHARL (geb. 9. Dezember 1896 in München – gest. 6. Dezember 1954 in New York),

- Werner SCHOLZ (eigentlich Werner Ferdinand Ehrenfried SCHULZ, geb. 23. Oktober 1898 in Berlin – gest. 5. September 1982 in Schwarz/Tirol) und

- der Maler und Berlin-Münchner Kunstprofessor Adolf HARTMANN (1900 – 1972).

Über Magda RUSY (*„Vom Vater böhmisches, von der Mutter deutsches Blut."*), mit der er öfter musizierte, schrieb GREITHER: *„Eher als die Buchstaben erlernte Magda Rusy die Noten, als sie versuchte, gehörte Musik am Klavier nachzuspielen. ... Mit 8 Jahren trat Magda Rusy in Karlsbad zum erstenmal öffentlich auf ... Im Hause ihres Onkels hörte der letzte regierende Herzog zu Anhalt-Dessau die knapp Vierzehnjährige beim Üben. ... Sein hoher Musikverstand – er komponierte selbst – erkannte die ungewöhnliche Begabung; er vermittelte die Weiterbildung bei einem angesehenen Lehrer. So zog bald darauf die Vierzehnjährige in Begleitung ihrer Großmama nach Leipzig zu Prof. Robert Teichmüller."* Mit dem Holzschnitt-Künstler, Maler und Grafiker Otto PANKOK beschäftigte sich GREITHER, ähnlich wie mit SCHARL, sehr intensiv und publizierte auch über ihn. PANKOK gehörte zu der Epoche des Expressionismus und des Magischen Realismus. Besonders gern schuf er großformatige Zeichnungen. Als Motive wählte er biblische oder Zigeuner-Szenen. Von 1947 bis 1958 war er Lehrer an der Düsseldorfer Kunstakademie. Max KAUS war ebenfalls Holzschneider, Lithograf und Radierer.[6]

---

[6] Max KAUS war Schüler des Malers, Grafikers und Holzbildhauers Erich HECKEL (geb. 31. Juli 1883 in Döbeln – gest. 27. Januar 1970 in Hemmenhofen) und des Malers, Grafikers, Bildhauers und „Brücke-Mitbegründers" Ernst Ludwig KIRCHNER (geb. 6. Mai 1880 in Aschaffenburg – gest./Selbstmord 15. Juni 1938 in Frauenkirch bei Davos). KAUS weilte wiederholt in Paris. Er war Lehrer an der Berliner Gewerbeschule und Kunstprofessor an der Westberliner Akademie. Er gehört zu den expressionistischen Künstlern, seine Spätwerke waren ungegenständlich.

## 2.1. Greither und Wilhelm Schäfer (-Dittmar).

*Wilhelm Schäfer*

*zum Goethepreis der Stadt Frankfurt*

*Nicht die Ehrung ist es,*
*welche ausmacht den Meister.*
*Was weiss schon der Markt*
*von der Not der werkenden Seele,*
*von Umweg und Verzweiflung,*
*vom Ungehorsam der schwächlichen Hand,*
*der das Wort erst willfährt,*
*wenn der Kampf mit dem Engel bestanden?*
*Und die Treue zum Werk,*
*nicht kennt sie ihr Ziel,*
*weiss nur um Dienst und Bereitschaft für die Geister,*
*welche in enger Brust nach Licht und Erlösung verlangen.*

*Wo aber ein Mensch über die Spanne dreier Geschlechter*
*getreulich dem Wort sich verdingte,*
*wo Güte und duldende Kraft*
*der Jahre bittere Kelter vergor*
*zum milden Wein des Alters;*
*wo der listige Schelm am Stabe der Weisheit*
*die verborgenen Quellen tieferen Lebens berührte,*
*und suchenden Herzen im Tranke*
*verzaubert den Alltag*
*und die Pforte zum Ewigen öffnet:*
*wo wäre gemäßer der Preis,*
*über dem sich zwei Greise*
*in Schicksalsnähe begegnen,*
*sich grüssen über Zeit und Jahrhundert?*

*Der Tote ruhet vollendet,*
*und für den Lebenden ist es*
*Richtschwert und Krone schon heute*
*seines zeiterlösten, wortbegnadeten Werkes.*

Aloys GREITHER für Wilhelm SCHÄFER, 1941/42.

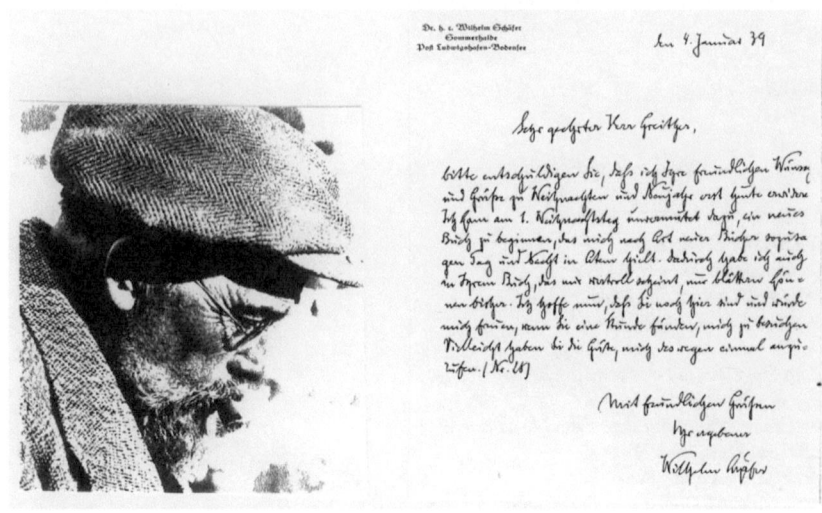

**Abbildung 6 Wilhelm Schäfer (1868 – 1952). Briefwechsel Schäfer – Greither vom 4. Januar 1939.** (Quelle: Schäfer, W. (1943). Bibliografie – II. Teil. Privatdruck/privat.).

Mit dem Erzähler, Dramatiker und Redakteur Wilhelm SCHÄFER, dem geistigen Vater des biografischen Romans um den Schuster Wilhelm VOIGT, der als „Hauptmann von Köpenick" (1930) in die Literaturgeschichte einging, verband GREITHER eine lebenslange Freundschaft. In dem fast 46 Jahre älteren SCHÄFER, dem Sohn eines Häuslers und einer Magd, sah er eine Art „väterlichen Freund".

SCHÄFER war bis 1896 zunächst Volksschullehrer in Vohwinkel und Elberfeld, bis er sich nach einem zweijährigen Studienaufenthalt in der Schweiz und in Frankreich, der durch ein Stipendium des COTTA-Verlages ermöglicht wurde, als freier Schriftsteller 1898 in Berlin niederließ. Später wohnte SCHÄFER in Vallendar und ab 1918 in Überlingen am Bodensee. Von 1900 bis 1923 gab er die konservative Zeitschrift „Die Rheinlande" heraus. Seine Frühwerke waren vom Naturalismus geprägt. Später schrieb er vor allem bildhafte Kurzepik („Dreiunddreißig Anekdoten", München, 1911 und „Neue Anekdoten", München, 1926).[7]

---

[7] Gegen die „Sklavenherrschaft der Bildung" wandte sich SCHÄFERS pessimistischer biografischer Roman „Lebenstag eines Menschenfreundes" (München, 1915), der das Lebenswerk des Schweizer Pädagogen und Schriftstellers Johann Heinrich PESTALOZZI (geb. 12. Januar 1746 in Zürich – gest. 17. Februar 1827 in Brugg) beschrieb. Bedeutende Novellen sind „Die unterbrochene Rheinfahrt" (1913) und „Hölderlins Einkehr" (1925). SCHÄFERS bildhaft-volkstümliche Sprache, sein „deutsches Sendungsbewusstsein" und die Mystifizierung der „deutschen Volksseele", die besonders in seinem Werk „Die dreizehn Bücher der deutschen Seele" (München, 1922 und 1952) zum Ausdruck kommen, wurden auch von den Nationalsozialisten genutzt.

Am 30. April 1939 bat GREITHER SCHÄFER nach einem Besuch in Sommerhalde in einem Brief, sich für ihn zu verwenden und die aus seiner Dissertation hervorgegangene Monografie, die von den Nationalsozialisten angegriffen wurde, öffentlich zu begutachten: *„Würden Sie die Güte haben einer Zeitschrift einige Worte über mein Selbstmordbuch zu schicken? Vielleicht würde das meines Verlegers Vertrauen und Entschlussfähigkeit etwas fördern."* Am 25. Mai 1939 kam SCHÄFERS ablehnende und ausweichende Antwort, ahnend, welch politische Brisanz in dem Thema lag: *„Über Ihr Buch etwas zu schreiben, habe ich versucht, es aber um meines guten Gewissens willen unterlassen. Ich bin mit meiner Th ...(?)-Arbeit in Häkelei mit der Wissenschaft gekommen und bin mit einem Nebenpunkt im Unrecht. Hier würde ich leicht in ein Dutzend Unrecht kommen. Letzten Endes ist es Fachwissen, was da kritisieren könnte, und das habe ich eben nicht. Herzlich grüssend Ihr alter Wilhelm Schäfer."*

Im Juni 1939 kam es zu einem erneuten vertraulichen Briefwechsel. Am 2. Juni schrieb SCHÄFER als Begründung für eine Besuchsabsage: *„Damit Sie mich nicht missverstehen, muss ich Ihnen mit der Bitte der Vertraulichkeit Folgendes sagen: Es war nicht nur meine Arbeit – ich sitze wie ein Verrückter an einer höchst merkwürdigen Erzählung – auch nicht, dass seit der Frühe der Klavierstimmer den Flügel auseinander genommen hat, was meine Frau veranlasste, ohne Rückfrage bei mir, abzusagen: Wir sind dabei uns endgültig von unserem Sohn zu trennen, da sich die Lebensführungen nicht miteinander vertragen, er wird dieser Tage endgültig sein Haus verlassen. Dergleichen Dinge sind für einen Vater nicht leicht und für eine Mutter schwer. Ich bitte zu verstehen, dass meine Frau niemand sehen möchte in diesen Tagen."* 1941 bekam der Ehrendoktor Wilhelm SCHÄFER eine weitere Auszeichnung, den Goethe-Preis der Stadt Frankfurt.

In einem Brief aus Russland vom 12. Juli 1942 schrieb GREITHER an Hermann HESSE in die Schweiz über einen Besuch bei SCHÄFER während eines Fronturlaubes: *„Wilhelm Schäfer, der zu Anfang des Krieges noch viel schrieb, hat die Feder nun lange hingelegt und malt nun mehr: und es war rührend, wie wir beide in meinem Urlaub unsere gegenseitigen Malversuche kontrollierten und uns zeigten ... Gerade in diesem Urlaub habe ich das kräftige Glück gespürt, das mir durch die Freundschaft mit Wilhelm Schäfer kommt: weil unsere Not auf derselben Ebene liegt – obgleich ich so viel jünger bin ... Die Goetherede, die W. Schäfer zum vorigjährigen Goethepreis hielt ... war der stärkste Eindruck meines Urlaubes: ich bin sicher, dass auch Sie Freude daran haben werden, weil in ihr die Liebe zu Goethe, tiefes Wissen um Seele und Schicksal, Gedanken um Musik und objektives Künstlertum vereint sind.*

*Ich erinnere mich übrigens, vor Jahren W. Schäfer Ihre ‚Stunden im Garten' geschenkt zu haben, die mir ein goethisches Glück bedeuten."* HESSE antwortete am 22. August 1942 (Poststempel Berlin) nach Russland: *„Mit Schäfer brachte ich einmal in Bern, wo ich damals wohnte, eine merkwürdige Abendstunde zu. Es war der 30. oder 31. Juli 1914, Schäfer kam vom Thunersee, der Kriegsausbruch schien kaum noch vermeidlich, doch hoffte Sch. noch etwas von dem engl. Minister E.* Grey (Sir Edward Viscount GREY OF FALLODON, 1862 – 1933 – der Verf.). *Da saßen wir in einer Weinstube vor Schäfers Abreise, noch einmal plaudernd, ehe die Welt in Trümmer ginge."*

## 2.2. Greither und Wilhelm von Scholz.

*„Die Verwandlung ins Wort ist geradezu die eigentliche Geburt jedes geistigen Erlebnisses."* Wilhelm VON SCHOLZ in „Deutsche Mystiker" (Berlin, 1908).

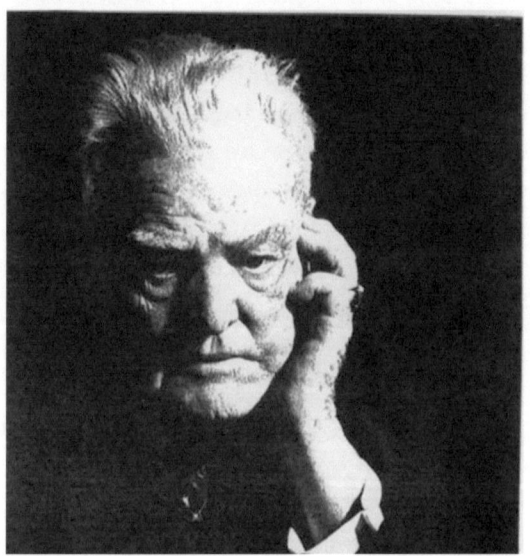

**Abbildung 7  Wilhelm von Scholz (1874 – 1969).** (Quelle: Scholz, W. v.: In Würzburg. Würzburg: Max Dauthendy-Gesellschaft, 1964.).

Zu dem Lyriker, Dramatiker, Schauspieler, Herausgeber, Erzähler und Übersetzer Wilhelm VON SCHOLZ, dem Sohn von BISMARCKS Finanzminister, gab es bis zu dessen Tod 1969 möglicherweise nur briefliche Kontakte, die aber nicht weniger aufschlussreich sind. VON SCHOLZ hat in Berlin, Lausanne und Kiel Philosophie und Literaturwissenschaften studiert und 1897 mit einer Dissertation über die katholische Lyrikerin Annette Freiin VON DROSTE-HÜLSHOFF (geb. 10. Januar 1797 in der Wasserburg Hülshoff bei Münster – gest. 24. Mai 1848 in Meersburg/Bodensee) zum „Dr. phil." promoviert. Von 1916 bis 1922 war er Dramaturg und Spielleiter des Stuttgarter Theaters und von 1926 bis 1928 Präsident der Preußischen Dichterakademie. 1944 wurde VON SCHOLZ Ehrendoktor der Universität Heidelberg. Seine Lyrik ist geprägt vom Mystisch-Okkulten. In seinen Bühnenwerken wandte er sich nach Studium der Werke von Paul ERNST (geb. 7. März 1866 in Elbingerode/Harz – gest. 13. Mai 1933 in St. Georgen/Steiermark) und Christian Friedrich HEBBEL (geb. 18. März 1813 in Wesselburen – gest. 13. November 1863 in Wien) dem Neoklassizismus zu. Den historischen Hintergrund vieler Werke bildeten das deutsche Mittelalter kurz vor der Reformation und das vorrevolutionäre Frankreich.[8]

Die VON SCHOLZ'schen Werke wurden, wenngleich sie meist in der Vergangenheit spielen, von den Nationalsozialisten genutzt. Sicherlich deckten sich einige seiner Ansichten auch mit dem Regime, was sich auch in überlieferten antisemitischen Stellungnahmen zeigte. Ein von der Stadt Konstanz gestifteter „Wilhelm-von-Scholz-Preis" wurde deshalb 1989 wieder abgeschafft. Seine Ansichten wurden auch in einem Nachwort zu der von ihm 1941 herausgegebenen Anthologie „Das deutsche Gedicht" deutlich: *„Das Buch soll Eigentum des gesamten deutschen Volkes sein, dem sich im Dritten Reich mehr als je vorher, wie der Zugang zur Musik und zur bildenden Kunst, der zur Dichtung verheißungsvoll erschließt. Es soll in der Jugend die Freude am Gedicht erwecken, den Stolz erwecken, zu einem Volke zu gehören, das so ewige Menschheitswerte wie diese Lyrik hervorgebracht. Es soll die echten Talente in allen Schichten des deutschen Nachwuchses aus der Verborgenheit rufen, die, wenn sie diese Gedichte lesen, es in ihrer Brust spüren müssen, dass sie keine hässlichen grauen Entlein sind, sondern junge Schwäne."* Diese Gedichtsammlung regte Aloys GREITHER, der selbst Lyrik schrieb, zu einem regen Briefwechsel mit dem Herausgeber an.

---

[8] Zu VON SCHOLZ' bekanntesten Werken gehören die Dramen „Der Jude von Konstanz. Tragödie in fünf Aufzügen" (München, 1905), das 1905 in Dresden uraufgeführt wurde, „Der Wettlauf mit dem Schatten" (1921), „Claudia Colonna" (1941) und „Das Säckinger Trompetenspiel" (1955), das mittelalterliche Stück „Perpetua. Der Roman der Schwestern Breitenschnitt." (Berlin und Leipzig, 1926), die Biografie „Friedrich Schiller" (1956) sowie der Roman „Theodor Dorn" (1967).

VON SCHOLZ' politische Grundhaltung blieb GREITHER sicherlich nicht verborgen. Deshalb war GREITHERS Verhältnis zu ihm wohl eher ambivalent. Auf der einen Seite wollte er von dem großen und damals auch angesehenen Schriftsteller eine ehrliche Meinung erfahren, andererseits wagte GREITHER aber auch offene Kritik, sogar politische.

Im Jahre 1941 hatte GREITHER das Schauspiel „Meister Johannes", ein so genanntes Baumeisterdrama, geschrieben. Neben den noch zu erwähnenden Gedichten stellte er damit seine lyrischen, schriftstellerischen und dramatischen Fähigkeiten unter Beweis.

In einem Brief vom 6. Januar 1942 an VON SCHOLZ erhoffte sich GREITHER Unterstützung in eigener Sache und ging auch auf das VON SCHOLZ'sche Schauspiel „Claudia Colonna" ein, das dieser 1941 vollendet und GREITHER zugeschickt hatte: *„Dass ich durch die „Claudia Colonna" aufgerührt, eine eigene Sache zu Anstoss bringe, war nicht mein Plan. Er mag durch die Ankunft Ihrer lieben Sendung verständlich werden, die mitten in ein Ringen hineinbrach, dafür ich Sie zum Richter anrufen möchte. ... Ich schrieb – trotz reicher Inanspruchnahme und dürftiger Verhältnisse – vor Weihnachten ein Schauspiel, das ich – wie alle meine literarischen Versuche – Wilhelm Schäfer zusandte, der mir wie ein väterlicher Freund ist, und der auch über diese Arbeit seine Meinung sagte. Gestern traf sein Brief ein; er schreibt: „Als Drama ... übertrieben." An diesem Urteil musste ich ehrlich bewundern, wie sicher W. Schäfer die schwache Stelle der Arbeit erkannt hat. Doch bin ich traurig darüber, dass er den Weg nicht gelten lässt, den ich bewusst versuchte, indem ich der geschichtlichen Bindung auswich, und an eine zeitlose Form des Heutigen glaubte, und wenn sie nicht besteht, sie anzubahnen unternahm. Ich würde mich sehr freuen, auch Ihre Meinung darüber zu hören. ... Wenn Sie aber den Versuch eines Menschen, der nicht zum Vergnügen schreibt, sondern aus einem dunklen Befehl heraus gestalten muss, beurteilen wollen – sie gerade als Dramatiker – tun mir einen grossen Dienst."*

Der Brief zeigte GREITHERS ernsthaftes Bemühen, auf literarischem Gebiet Fuß zu fassen ... Mit dem „Feldpostbrief – Nr. 07375" antwortete VON SCHOLZ am 7. Februar 1942 auf GREITHERS Schreiben und die Zusendung seines Werkes.

In dieser privaten Korrespondenz verzichtete VON SCHOLZ nicht auf den „deutschen Gruß": *„... erst jetzt, in der ersten Februarwoche, ist Ihr Baumeisterdrama bei mir eingetroffen ... Nun hoffe ich bald zum Lesen Ihres Dramas zu kommen. Alles Gute! Beste Grüsse und Heil Hitler! Ihr Wilh. v. Scholz."*

Als GREITHER im Krieg in Russland die erwähnte VON SCHOLZ'sche Anthologie „Das deutsche Gedicht", bei einem befreundeten Offizier fand, „beschlagnahmte" er das Buch sofort. Beim Lesen wurde allerdings sein Widerspruchsgeist geweckt, und er griff am 3. Februar 1942 zur Feder und schrieb einen aufrichtigen und mutigen Brief von der Front an Wilhelm VON SCHOLZ. Nach wenigen Höflichkeitsfloskeln kam GREITHER sofort zur Sache: *„Es ist mir ein Bedürfnis, Ihnen einige Worte zu Ihrer Anthologie „Das deutsche Gedicht" zu schreiben. Vorausschicken möchte ich, dass mir Ihr Werk zu der Zeit, als ich Ihnen Gedichte von mir sandte, noch gänzlich unbekannt war, sodass ich wohl nicht beteuern muss, dass meine Absicht arglos war. ... es ist wirklich eine Fundgrube und ein Schatzkästlein. ... Sie haben sich in Ihrem Nachwort gegen unberechtigte Anklagen hinsichtlich der Auswahl der Zeitgenossen – zu Recht – gesichert. Es geht vielleicht wirklich über die Kraft eines einzelnen, einen vollständigen Überblick zu haben. Und so ist es auch keine Anklage, was ich jetzt schreibe, sondern Anregung, meinetwegen Mitarbeit. Am schwersten fiel es mir, H. Hesse zu vermissen. Sollte es politische Differenzen von der Tragweite geben, dass die Verstossung Hesses zu verantworten wäre? Aber um noch erst bei den Toten zu bleiben: Adalbert Stifter schrieb doch, wenn ich mich nicht sehr täusche, Gedichte; Bei Ludwig Thoma mag es wegen seiner mundartlichen Bindung Schwierigkeiten geben; aber seine „Heilige Nacht" gehört zu dem Innigsten deutscher Lyrik. "*

Anschließend erwähnte GREITHER bunt durcheinander gewürfelt und aus dem Gedächtnis wiedergegeben verschiedene damals noch lebende und bereits verstorbene Dichter deutscher Zunge. In der Aufzählung wurden Wegbereiter und Anhänger des Regimes ebenso erwähnt wie Gegner. VON SCHOLZ beantwortete diese Kritik in einem Brief vom 14. Februar 1942: *„Alle Ihre Bemerkungen zum „Deutschen Gedicht" habe ich mit leisem Lächeln gelesen. Mit Ausnahme von ein oder zwei ganz unbekannten Leuten, die Sie nennen, sind alle Namen, die Sie aufführen, hin und her überlegt worden. Sie sind teils politisch nicht tragbar, haben teils keine Antwort, oder keine Zustimmung gegeben; oder man ist mit den Verlegern nicht zu Rande gekommen. Eine Wertminderung der Anthologie ist durch das Fehlen dieser Dichter keinesfalls eingetreten. "*

Später schickte VON SCHOLZ ein Exemplar seines Buches mit einer ungewöhnlichen Widmung an GREITHER: *„Herrn Dr. Aloys Greither hofft trotz aller Meinungsverschiedenheiten über die Seiten 503 bis 598 hiermit Freude zu machen: Wilhelm von Scholz. Seeheim, den 16.6.1942. "*

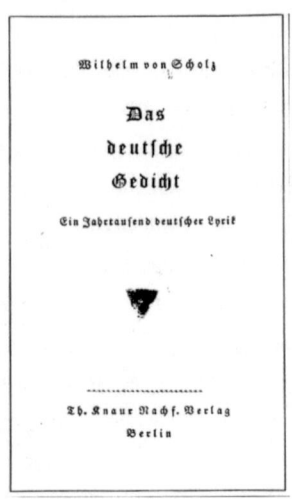

**Abbildung 8 Wilhelm von Scholz: Das deutsches Gedicht – Ein Jahrtausend deutscher Lyrik. Berlin: Th. Knaur Nachf.-Verlag, 1941.**

Im weiteren Verlauf des Briefes ging VON SCHOLZ auch auf GREITHERS Schauspiel „Meister Johannes" ein und schrieb: *„ Was Ihnen Wilhelm Schäfer darüber geschrieben hat – soweit ich es nach Ihrem Brief beurteilen kann – scheint mir das Wesentliche nicht zu treffen. Warum soll man ein Stück nicht, wie Sie es versucht haben, unter Annahme der Gegenwart zeitlos aufbauen können? Was den zwiespältigen Eindruck bei Schäfer hervorgerufen haben wird, ist m. E. etwas anderes. Das Fehlen einer klaren greifbaren äusseren Handlung. Trotz aller Seelendurchdringung der Gestalten ist alles, was in dem Stück geschieht, völlig unanschaulich. Sie haben ohne das Grunderfordernis jedes Dramas zu berücksichtigen zu schreiben begonnen. Dies Grunderfordernis aber heißt, eine klare äussere Situation, die durch jeden einfachen Menschen fassbare und von ihm naturnotwendig respektierte Umstände bedingt wird. Da hinein lässt sich das Seelische dann stark und ergreifend hineinkomponieren. Wird überhaupt von Anfang an nur vom Seelischen geredet, dann entsteht kein Eindruck und der Zuschauer vermag schon nach kürzester Frist den Gedanken der Figuren gar nicht mehr zu folgen. Wobei es ganz gleichgültig ist, ob das Stück in einem gegenwärtigen oder einem historischen Kostüm spielt. Ich schicke Ihnen hier ein Baumeister-Drama, das ich vor sehr vielen Jahren schrieb – nicht weil ich es etwa für vollendet hielte, wohl aber deswegen, weil es zeigt, wie auch der geistig Schaffende, wenn ein Schauspiel entstehen soll, in eine reale und stark bewegte Umwelt gestellt werden muss. Ich hoffe, Sie* *verübeln mir dieses rücksichtslos offene Wort nicht. Trotz allen Dichterischen, das Sie hier haben ausdrücken wollen, ist dieses Stück nicht zu retten, weil es auf ganz ungenügendem Fundament steht. Ich sage Ihnen das so offen, weil ich Sie davor bewahren möchte, Kraft und Stimmung ins Leere zu verschwenden, und weil ich Ihnen den Weg zeigen möchte, der allein zu dramatischen Gestaltungen führen kann. Das Letztere wird freilich wohl erst sein können, wenn Sie wieder einmal am Bodensee sind und ich Ihnen mündlich von diesen Dingen mehr sagen kann."*

Ob GREITHER Wilhelm VON SCHOLZ auf dem Gut Seeheim bei Konstanz, seinem Alterssitz, besucht hat, ist nicht überliefert. VON SCHOLZ wurde fast 95 Jahre alt.

### 2.3. Greither und Hermann Hesse.

*Urlaubsgruss*

*Hermann Hesse zum 65. Geburtstag am 2.7.42*

*Wir an den Fronten*
*sind vom Sturm des Krieges außer Atem.*
*Wir fliehn ihn nicht,*
*auch für die bangerfüllten Wochen nicht,*
*die wir in unserem alten, lang versäumten Dasein*
*schnelle Gäste sind.*

*Mag sein, dass keiner unbeschadet leben kann*
*vom Lärm der Zeit*
*und von dem harten Gang der Waffen:*
*auch wenn sein Ohr*
*den Zank der heulenden Granaten überhörte,*
*und nur der Geist die Lähmung schmerzlich wittert,*
*darin die Völker blutig hangen*
*wie in einer bösen Falle*
*und keiner kommt,*
*sie aus den Schlingen zu befreien.*

*Und doch ist uns ein Wissen lieb*
*und unentbehrlich unserem Herzen:*
*dass die Sehnsucht ihre hohe Zuflucht hat*
*im zarteren Reiche des Geistes.*
*Vom Lärm des Tages ungestillt*
*verlangt die Seele nach dem Schönen, Wahren.*
*Noch blühen Gärten,*
*unbedrängt vom Schritt des Krieges:*
*Gräser, Blumen stehn in ihnen,*
*ohne Arg und Ahnen um Gefahr und Tod.*

*Verbleib uns, stille Insel weher Sehnsucht:*
*die lebensfrischen, seltnen Blüten der Beseelung*
*gedeihen wundersanft in deinen fernen Beeten.*
*Gern pflücken wir uns einen farbenhellen Strauss,*
*den grauen, klammen Rock damit zu säumen:*
*wir spüren lind und atmen bang*
*die stille, weite Kraft, gläubig bereit,*
*mit ihr die laute nahe zu bestehen.*

Dieses Gedicht wurde von Aloys GREITHER bereits zum 64. Geburtstag von Hermann HESSE begonnen, aber erst ein Jahr später, am 28. Juli 1942, vollendet. In der letzten Zeile : *„... gläubig bereit, mit ihr die laute nahe [Kraft] zu bestehen"* wurde von GREITHER das Wörtchen *„heil"* vor *„zu bestehen"* wieder gestrichen.

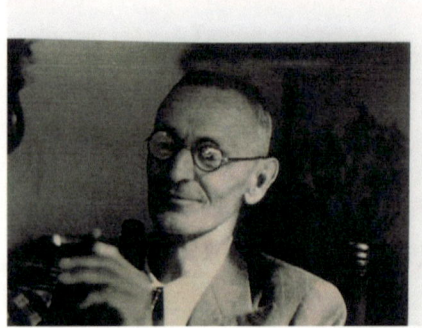 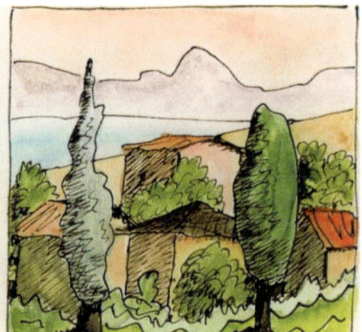

**Abbildung 9 Hermann Hesse (1877 – 1962). Privatfotografie mit der Bemerkung: „beilegen an Dr. Greither – Feldpost 07375" (links). Kolorierte Original-Tuschezeichnung Hesses in einem Feldpostbrief an Greither (rechts).** (Quelle: privat.).

Die Kontakte GREITHER – HESSE entstanden und intensivierten sich gegen Ende der 30er Jahre. HESSE, der am 2. Juli 1877 in Calw an der Nagold geboren wurde, trat 1893 zunächst eine Buchhändlerlehre an, bevor er sich 1904 als freier Schriftsteller in Gaienhofen am Bodensee niederließ. 1911 reiste HESSE nach Hinterindien. Diese Eindrücke verarbeitete er später auch in der Dichtung „Siddharta" (S. FISCHER-Verlag, 1922).[9]

---

[9] 1919 siedelte HESSE ohne seine Familie ins Tessin über und erwarb 1923 das eidgenössische Bürgerrecht. Nach dem Krieg wurde Hermann HESSE der Nobelpreis für Literatur verliehen (1946).

In einem Brief bat GREITHER HESSE, wie zuvor schon Wilhelm SCHÄFER, um eine Stellungnahme zu seinem „Selbstmordbuch". In gleichem Schreiben versuchte GREITHER außerdem, HESSE mit medizinischen Kontakten in der Schweiz zu helfen: HESSES Antwortkarte enthielt eine deutliche Absage an GREITHERS Bemühungen: *„Danke sehr für Ihren Brief u. Ihre freundlichen Absichten. Aber ich bin schon seit längerer Zeit erwachsen, und glaube nicht, dass Sie mehr Augenärzte, und darunter mehr berühmte, kennen als ich. Auch Dr. Vogt in Z. ist mir seit Jahrzehnten bekannt, er hat mich sogar einmal wegen einer kl. Tränenkanalsache behandelt und war sehr freundlich, er kennt seit seiner Studentenzeit Bücher von mir. Ich bitte Sie sehr, die geplanten Schritte nicht zu tun. Ich habe unter dem Bemutterungsbedürfnis vieler meiner Leser u. Leserinnen in Jahrzehnten genug zu leiden gehabt. Zu einem Brief hat es nicht gereicht, ich bin bei schlechtem Befinden, der Frühling ist stets meine schlechteste Zeit. Darum kann ich Sie auch nicht zu einem Besuch hier ermuntern."*

In einem Brief an HESSE von der Front aus Russland vom 3. September 1942 änderte GREITHER in dem Entwurf die Anrede von *„Sehr verehrter, lieber Herr Hermann Hesse"* in *„Hochverehrter Herr Hermann Hesse"*...

Zu Pfingsten 1943 schrieb Aloys GREITHER aus Russland einen beeindruckenden Brief an den von den Nazis nicht gerade geliebten Dichter Hermann HESSE. Hier wird die tiefe Zuneigung GREITHERS zu HESSE deutlich. In einer einzigartigen Offenheit legte ihm GREITHER seine Seele zu Füßen: *„Nun aber hat es zu allen Zeiten zwei Arten von Dichtern gegeben: solche, die ewig für alle Menschen Gültiges sprachen, und solche, deren Schöpfungen nichts als leidenschaftliche Gestaltung ihrer einmaligen Individualität sein wollen. In unserer Zeit gibt es die ersteren nicht mehr; die, welche sich so nennen sind zu literarischen Vertretern eines Zeitgefühls geworden, und nur die anderen werden sich einmal würdig einreihen dürfen in die Gemeinschaft der Unsterblichen. ... Doch warum schreibe ich Ihnen das alles? Weil ich mich scheue, Ihnen ohne diesen Umweg zu sagen, wie ich Sie liebe, denn Sie haben für uns als Erster unter jenen und am getreusten und stillsten das Gesetz erfüllt; weil es mir vorlaut erscheint, mit meinem geringen Blick und meinen ungeschickten Fingern das zu erfassen, was mir sich als das Wesentliche an Ihrer reinen Menschlichkeit zeigt; weil ich Ihnen danken möchte für das, was Sie mir geschenkt haben durch Ihre Bücher und Ihr Leben. Und Sie sollen nicht denken, dass die Jugend Ihres Heimatlandes Sie vergessen hat, nein, Sie sind wohl keiner von denen, deren Name in allen, auch in gemeinen*

*Mündern zu Hause ist, aber viele junge Herzen gibt es, in denen Sie den Willen zur Reinheit und den Glauben an das Göttliche, die Liebe zum Leidenden und die Freude an der Schönheit erweckten, und denen Sie durch das Beispiel Ihres Lebens die gläubige Bejahung der Einsamkeit gaben. Gerade in dieser Zeit sind Sie unser.“*

GREITHER sammelte eine Reihe von HESSES Gedichten, besonders solche, die er ihm selbst zuschickte, die nie veröffentlicht oder wieder vergessen wurden.

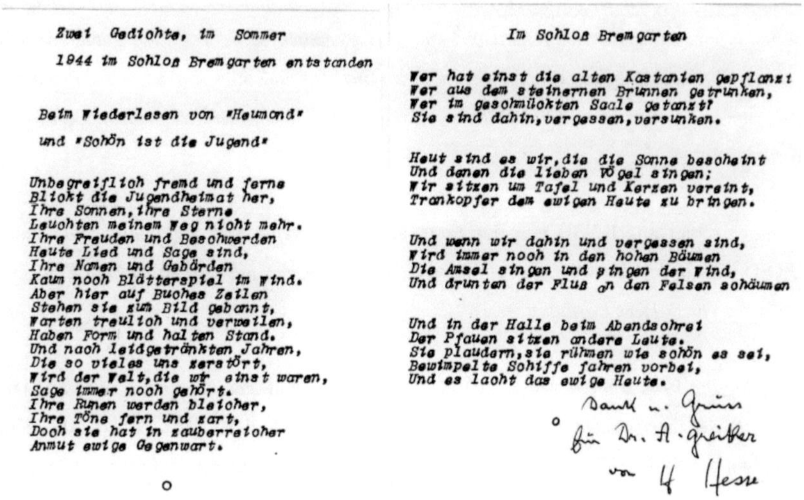

Zwei Gedichte, im Sommer
1944 im Schloß Bremgarten entstanden

Beim Wiederlesen von "Heumond"
und "Schön ist die Jugend"

Unbegreiflich fremd und ferne
Blickt die Jugendheimat her,
Ihre Sonnen, ihre Sterne
Leuchten meinem Weg nicht mehr.
Ihre Freuden und Beschwerden
Heute Lied und Sage sind,
Ihre Namen und Gebärden
Kaum noch Blätterspiel im Wind.
Aber hier auf Buches Zeilen
Stehen sie zum Bild gebannt,
Warten treulich und verweilen,
Haben Form und halten Stand.
Und nach leidgetränkten Jahren,
Die so vieles uns zerstört,
Wird der Welt, die wir einst waren,
Sage immer noch gehört.
Ihre Runen werden bleicher,
Ihre Töne fern und zart,
Doch sie hat in zauberreicher
Anmut ewige Gegenwart.

o

Im Schloß Bremgarten

Wer hat einst die alten Kastanien gepflanzt
Wer aus dem steinernen Brunnen getrunken,
Wer im geschmückten Saale getanzt?
Sie sind dahin, vergessen, versunken.

Heut sind es wir, die die Sonne bescheint
Und denen die lieben Vögel singen;
Wir sitzen um Tafel und Kerzen vereint,
Trankopfer dem ewigen Heute zu bringen.

Und wenn wir dahin und vergessen sind,
Wird immer noch in den hohen Bäumen
Die Amsel singen und singen der Wind,
Und drunten der Fluß an den Felsen schäumen

Und in der Halle beim Abendschrei
Der Pfauen sitzen andere Leute.
Sie plaudern, sie rühmen wie schön es sei,
Bewimpelte Schiffe fahren vorbei,
Und es lacht das ewige Heute.

o

Dank u. Gruss
für Dr. A. Greither
von H Hesse

**Abbildung 10 Briefwechsel Greither – Hesse: Zwei Hesse-Gedichte, „im Sommer 1944 im Schloss Bremergarten entstanden.“** (Quelle: privat.).

Als HESSE einmal aus gesundheitlichen Gründen selbst nicht in der Lage war, an GREITHER zu schreiben, ließ er in einer Briefkarte mit einem Holzschnitt (nach einem eigenen Aquarell HESSES) mitteilen: *„Herr H. Hesse, der zur Zeit nicht arbeitsfähig ist, lässt für Ihr Buch danken und sagen, dass er den 1. (historischen) Teil mit Interesse gelesen hat. Seine Bücherbesprechungen, wegen derer er von reichsdeutscher Seite in widerlicher Weise angepöbelt wurde, hat er längst aufgegeben. Durch eine kleine Drucksache, zwei kleine Privatdrucke enthaltend, sucht er Ihre Gabe zu erwidern.“*

In einer weiteren Postkarte mit gleichem Holzschnitt zu *„Oberarzt Dr. Greither"* an die Front nach Russland führte HESSE handschriftlich aus (ohne Jahresangabe): *„Hochgeschätzter Herr Doktor! Ihr Glückwunsch vom 2. VII.* (Geburtstag HESSES – der Verf.) *ist relativ rasch gereist. Ich danke für Ihr freundliches Gedenken. Mit Hilfe von 2 Vitaminspritzen habe ich den Tag ein wenig gefeiert. Sorgen habe ich nicht viele, seit die Drucklegung meines Buches in Zürich im Gang ist. Pläne habe ich nicht mehr, und auf die Wunder der Nachkriegswelt bin ich wenig neugierig. So führe ich ein Leben, dem es an Spannung etwas fehlt, dass aber zu meinen Jahren passt. Ihnen herzliche Wünsche und Grüße von Ihrem H. Hesse"*

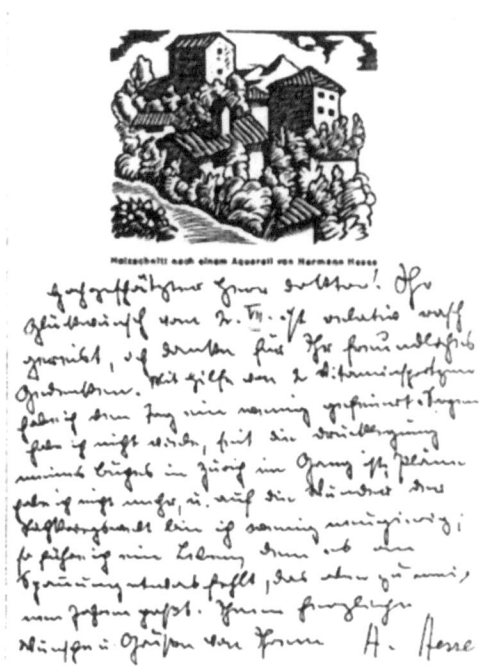

**Abbildung 11 Briefwechsel Greither – Hesse mit Holzschnitt: Feldpost Oberarzt Dr. Greither Nr. 21437.** (Quelle: privat.).

In dem Brief vom August 1942 (Poststempel Berlin, 22. August 1942) schrieb HESSE an GREITHER über die Absicht, seine gesamte Lyrik zu veröffentlichen. Interessant erschien hierbei auch die Ambivalenz zum eigenen Werk: *„Eine merkwürdige Arbeit beschäftigt mich* *seit einigen Monaten: die Vorbereitung einer Gesamtausgabe meiner Gedichte. Es zeigte sich dabei, dass ich etwa 12.000 Verszeilen in meinem Leben geschrieben habe. Dies alles, mit sehr viel Halbem und Schlechtem darunter, herzugeben, es zu publizieren und sich dazu zu bekennen, ist eine Art Züchtigung und braucht eine Art von Mut. Andrerseits aber ist das Durchlesen der Gedichte in zeitlicher Folge eine merkwürdig dichte Biographie, und vieles fiel mir dabei wieder ein, was vergessen schien, unter andrem konnte ich mich bei manchen frühen Gedichten an Ort, Zeit und Umstände des Entstehens plötzlich wieder genau erinnern, nach 40 und mehr Jahren. Meine Wünsche suchen Sie irgendwo in der Ferne in Umgebungen, von denen ich keine Vorstellung habe. Ich kann mich nicht hineindenken, heute weniger als einst in jenem ersten Weltkrieg. Doch reiche ich Ihnen die Hand hinüber und grüße*

*Ihr H. Hesse. "*

Zu einer Neuausgabe des „Steppenwolfes" (Erstausgabe 1927) schrieb Hermann HESSE im September 1942 an GREITHER: *„Dichtungen können auf viele Arten aufgenommen, auf manche Weisen verstanden und missverstanden werden. In den meisten Fällen ist der Verfasser einer Dichtung nicht die Distanz, welcher eine Entscheidung darüber zusteht, wo bei deren Lesern das Verständnis aufhöre und das Missverständnis beginne. Schon mancher Autor hat Leser gefunden, denen sein Werk durchsichtiger war als ihm selbst. Außerdem können ja auch Missverständnisse gelegentlich fruchtbar sein. Immerhin scheint mir der „Steppenwolf" dasjenige meiner Bücher zu sein, das öfter und heftiger als irgend ein andres missverstanden wurde, und häufig waren es gerade die zustimmenden, ja die begeisterten Leser, nicht etwa die ablehnenden, die sich über das Buch auf eine mich befremdende Art geäußert haben. ...* und am Ende fasste HESSE zusammen: *„Ich kann und mag natürlich den Lesern nicht vorschreiben, wie sie meine Erzählung zu verstehen haben. Möge jeder aus ihr machen, was ihm entspricht und dienlich ist! Aber es wäre mir doch lieb, wenn viele von ihnen merken würden, dass die Geschichte des Steppenwolfes zwar eine Krankheit und Krisis darstellt, aber nicht eine, die zum Tode führt, nicht einen Untergang, sondern das Gegenteil: eine Heilung. Mit Grüßen von H. Hesse. "*

GREITHERS humanistische Grundhaltung wurde auch in einem weiteren Brief aus Russland vom 17. April 1943 an HESSE deutlich: *„Ihren Gedichtband, der für die Feldpost leider zu schwer war, bekam ich durch Herrn Korradi zu Gesicht, und er begleitete mich während der drei Wochen meines Urlaubs. Ich hätte ihn sogar mitnehmen dürfen, doch war mir die Fahrt in die Gefahr zu unsicher für diese Kostbarkeit; nun, da die Kämpfe abgeflaut sind, täte er* wohl. Ich will ihn aber doch in dem netten Tegernseer Haus liegen lassen, wo die warme Stimme einer großen Schauspielerin – A. Salloker – Ihre Verse spricht; nicht für die Welt und die Bühne, sondern für die eigene Erbauung und für den Frieden des Herzens." ... und mit seinen bemerkenswerten Äußerungen fuhr GREITHER fort: „Der Frühling zieht ins Land und es blüht der Friede nicht. Diese Jahreszeit ist im Kriege vielleicht am schwersten zu ertragen. Ob es überhaupt noch Länder gibt, in denen der Friede blüht? Ob nicht die Welle des Krieges alle streift, nicht mit Schlachtenlärm, sondern für diejenigen fühlbar, die feinere Nerven haben." Im GREITHER-Nachlass fand sich ein weiterer beachtenswerter, vertraulicher Auszug aus einem Brief, den Hermann HESSE im Herbst 1945 an seine Schwester in Korntal geschrieben hatte: „Namentlich ist es die große Zerstörung, des Gewesene(n), die mich fast beständig beschäftigt, und die mir doch zum größten Teil unvorstellbar ist. Ich meine die Zerstörung der Städte, und zwar nicht die der Fabriken und modernen Viertel, sondern des alten vertrauten lieben Gutes, der Kirchen, alten Stadtgassen, Gärten, Anlagen, Denkmäler jeder Art, dann die Zerstörung, die Deutschland selber seit 1933 angerichtet hat an Traditionen, Schulen etc. etc.." Am Schluss bemerkte er noch mahnend, aber auch hoffend: „Ihr könnt den Wahn des Nationalismus durchschauen und Euch von ihm befreien. Tut diesen Schritt vollends zu Ende, und Ihr werdet, Ihr wenigen, Eurem eigenen und jedem anderen Volk an Menschenwert überlegen und einen Schritt näher an Tao sein."

## 2.4. Greither und Josef Scharl.

„Ohne Hitler und ohne Krieg hätte sich seine Karriere mit hoher Wahrscheinlichkeit bis zum weithin sichtbaren Erfolg fortgesetzt; irgendwann wäre er wohl den bereits berühmten Vertretern der zeitgenössischen deutschen Malerei, wie etwa Beckmann oder Kokoschka, denen er an Eigenständigkeit vergleichbar war, an die Seite gestellt worden. ... Wenn man so will, ist die Emigration Scharls sogar ein Misserfolg geworden. Er rettete zwar seine persönliche Freiheit, aber er wurde in seiner künstlerischen Geltung in eine längst überwundene Phase zurückversetzt. Sein Ansehen und sein Erfolg wuchsen nicht kontinuierlich da weiter, wo sie umständebedingt in Europa eingefroren waren. ... Die Isolierung Deutschlands ... hatten die Kommunikation abbrechen lassen; so vermittelte sich der Status, den Scharl in Deutschland und teilweise bereits in Europa erreicht hatte, den Amerikanern nicht. ... Er hatte darauf gezählt, dass er als derjenige in den USA empfangen würde, der er in Deutschland bereits war." Aloys GREITHER über die unterschiedliche Bedeutung Josef SCHARLS in Deutschland und den USA.

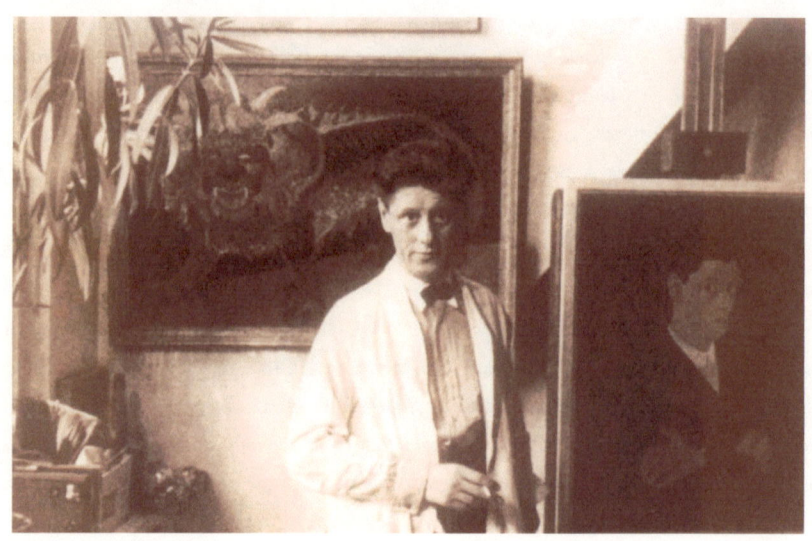

**Abbildung 12 Josef Scharl (1896 – 1954) vor dem Ölbild „Die Bestie" in seinem Atelier in München Renatastraße 71. 1933.** (Quelle: Greither, A., Zweite, A.: Josef Scharl …).

Aloys GREITHER kannte Josef SCHARL persönlich. Er war ein großer Anhänger seiner Kunst und ein bedeutender Sammler seiner Werke. Die Familie GREITHER besitzt eine der bedeutendsten Sammlungen der Werke SCHARLS, darunter viele mit persönlichen Widmungen des Künstlers. Trotz des oben erwähnten politisch bedingten Abbruches der europäischen Karriere SCHARLS finden sich auch heute noch seine Werke in berühmten europäischen Galerien: so auch in der Nationalgalerie der Staatlichen Museen in Berlin („Der Zeitungsleser", Öl auf Leinwand, 1935) und in der Gemäldegalerie Neue Meister in Dresden („Großer stehender Mädchenakt", Öl auf Leinwand, 1930, KV Nr. 96/13). Künstlerisch ist SCHARL sicherlich schwer einzuordnen, gehört aber zusammen mit O. PANKOK und W. SCHULZ wohl zu den nach-expressionistischen Malern.

In dem Kapitel „Josef Scharl – zwischen Ächtung und Anerkennung" des Bildbandes „Josef Scharl (1896 – 1954)" schrieb GREITHER: *„Was Scharl für sich und seine Familie und für seine offiziell nicht mehr geförderte, seit 1935 ‚per Dekret' diffamierte, von ihm aber unablässig weitergeführte Arbeit verdiente, genügte kaum zum Leben, geschweige denn zum Malen. … Scharls künstlerische Ächtung lag auf der Hand: Es war nicht nur eine Frage seines Stils (der zwar mitunter mehr neorealistisch als expressionistisch war), sondern fast* *mehr eine Frage seiner künstlerischen und menschlichen Haltung. Scharl sah scharf, er griff auf sozialkritische Weise ... an, er dokumentierte auch die politischen Toten, die das neue Regime forderte ... Er schlug in allem, was von ihm und seiner Kunst erwartet wurde, aus der Art, er war fürwahr ein ,Entarteter'. "*

Eines der zeitkritischsten Bilder SCHARLS aus dieser Zeit, das Gemälde „Die Bestie" von 1933, vor dem der Künstler auch auf dem Foto steht, konnte ich selbst bewundern.

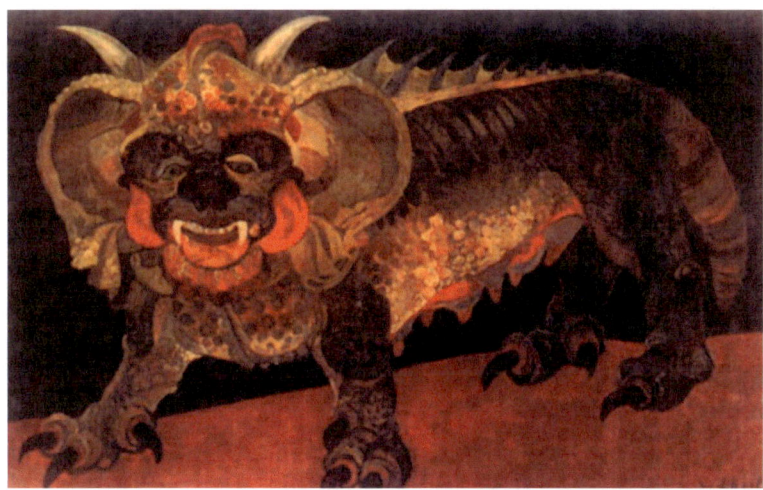

**Abbildung 13 Josef Scharl. Die Bestie. Öl auf Leinwand (66 x 100 cm), 1933.** (Quelle: privat.).

GREITHERS politische Gesinnung wurde wesentlich durch den Freundeskreis um die Familie des Münchner Juristen und Ministerialrates Johann David SAUERLÄNDER (1881 – 1969) geprägt, der aus seiner dem Nationalsozialismus ablehnend gegenüber stehenden Haltung keinen Hehl machte. Wegen seiner Überzeugung wurde SAUERLÄNDER degradiert und vorzeitig pensioniert. Sein Sohn Wolfgang SAUERLÄNDER hatte ebenfalls Jura studiert, wollte aber im Naziregime *„unter diesen Rechtsbrechern nicht leben"*.

Bei SAUERLÄNDERS in München lernte GREITHER im Frühsommer 1936 auch den Maler Josef SCHARL persönlich kennen. Zusammen mit Wolfgang SAUERLÄNDER besuchte er ihn dann am 24. Juni 1936 in seinem Atelier in der Renatastraße 71. Über die Umstände des Erwerbs seines Lieblings-Holzschnittes „Stillende Mutter" von 1935, den er bereits an der

Zimmertür von SAUERLÄNDER gesehen hatte, gibt es folgenden Besuchs-Bericht GREITHERS im Atelier SCHARLS: *„Da mir niemand einen verbindlichen Preis nennen konnte und ich über die Gepflogenheiten des ‚Freundeskreises' nicht orientiert war, legte ich Scharl aufs Geradewohl 25 Mark auf den Tisch. Schnell merkte ich freilich, dass es nicht der richtige Preis sei. Was der rechte Preis sei, war aber auch von Scharl nicht zu erfahren. Als ich ihm sagte, ich würde den fehlenden Betrag bei meinem nächsten Besuch bringen (denn ich hatte keine Mark mehr in der Tasche), gab er dem Gespräch sofort eine Wende. ... und sagte, er freue sich über jeden, dem ein Bild von ihm zusage. Der Aufforderung, wenigstens die von mir mitgebrachte kaum angebrochene Schachtel Nil-Zigaretten zu behalten, kam er gern nach und schärfte mir nur ein, das bereits zusammengerollte Blatt beim Verlassen der Wohnung sorgfältig unter meinem Mantel versteckt zu halten."*

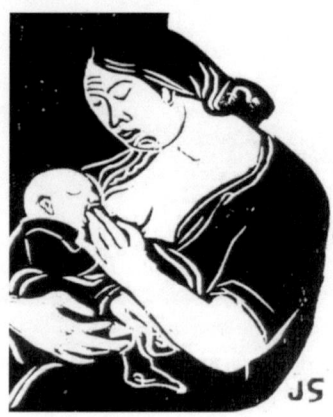

**Abbildung 14 Josef Scharl. Stillende Mutter. Holzschnitt, 1935 (46 x 37 cm).** (Quelle: privat.).

Wolfgang SAUERLÄNDER emigrierte 1938 gemeinsam mit („Sepp") SCHARL in die USA. Beide hatten nach der Emigration von Max BECKMANN (1937) nach Holland und Oskar KOKOSCHKA (1938) nach England seit dem 10. Mai 1938 eifrig begonnen, Englisch zu lernen. Kurz vor der Flucht trafen GREITHER und SCHARL am 15. Dezember 1938 in der Münchner Luisenstraße nochmals zusammen. Hier verriet ihm SCHARL auch das genaue Datum seiner Abreise. SCHARL, der im I. Weltkrieg schwer verwundet wurde und als wenig kriegstauglich galt, hatte eine halbjährige Ausreisegenehmigung erhalten und seine Emigration als kurzen Abstecher getarnt. So hatte er einige seiner Bilder im doppelten Boden seines Koffers versteckt, das Atelier in seiner Wohnung in der Münchner Renatastraße 71 aber so verlassen, als würde er jeden Augenblick zurückkehren.

Am 28. Dezember 1938 verließen Wolfgang SAUERLÄNDER und Josef SCHARL auf dem amerikanischen Motorschiff „SS Washington" den Hamburger Hafen und trafen am 6. Januar 1939 in New York ein.[10] SCHARL gewann in seinem Refugium in einem ganz anderen, von ihm nicht unbedingt gewollten Genre der Malkunst Anerkennung, nämlich auf dem Gebiet der Illustration. Berühmt wurden in Amerika seine 212 Zeichnungen zu den Märchen der Gebrüder GRIMM (1944) und die Illustrationen zu Adalbert STIFTERS (geb. 23. Oktober 1805 in Oberplan/Böhmerwald – gest. 28. Januar 1868 in Linz) „Bergkristall" (1945). Beide Bücher sind im New Yorker Pantheon Books-Verlag von Kurt WOLFF erschienen.

Ein Exemplar von „Grimm's Fairy Tales" schenkte SCHARL 1951 GREITHER mit der persönlichen Widmung: „Dr. Alois Greither herzlichst zugeneigt. Josef Scharl, April,25,1951 New York". Den „Pif-Paf-Poltrie" aus dem Buch hatte SCHARL für GREITHER extra noch einmal gezeichnet. SCHARLS einzige Europareise nach der Emigration führte ihn 1952/53 für fünf Monate in die Schweiz. Hier lebte er in Versoix, Coppet und Genf. GREITHER besuchte SCHARL im Dezember 1952 in Versoix und berichtete darüber: In Versoix „.... sah ich Scharl drei Tage lang, wenn er nicht gerade an der Staffelei stand, ständig mit einem kleinen Bleistift zeichnen, auch während unserer Gespräche, auch während der Mahlzeiten. Er begann, gewisse Dinge einfach abzuzeichnen, sie aber dann so lange zu transformieren, bis sie kompositorisch in ein geplantes Bild passten. Das Bild im Detail zeichnete er vorher nicht auf, sondern meist nur das architektonische Grundgerüst."... und in einem Disput in Versoix über den spanischen Maler und Bildhauer Pablo PICASSO (eigentlich RUIZ Y PICASSO, geb. 25. Oktober 1881 in Malaga – gest. 8. April 1973 in Mougins bei Cannes): „Über Picasso habe ich mich mit Scharl ... tagelang intensiv unterhalten, wir haben uns darüber beinahe zerstritten. Unverkennbar war bei Scharl die Mischung von Bewunderung und Kleinmut gegenüber diesem Giganten, dessen romantischer Natur und Unberechenbarkeit Scharl wohl nicht ganz gerecht wurde." Obwohl SCHARL nie eine höhere Bildung genossen hatte, führten ihn sein Intellekt, seine schnelle Auffassungsgabe, ja seine gesamte Persönlichkeit auch mit großen Genies seiner Zeit zusammen. So gab es eine enge, freundschaftliche Beziehung SCHARLS zu Albert EINSTEIN (1879 – 1955), der 1933 in die USA gekommen war und den er wiederholt porträtierte. EINSTEINS Hände und sein

---

[10] SCHARL musste seine Frau Leni, die am 20. April 1964 in München starb, und seinen Sohn Alois („Wuck") in Deutschland zurücklassen. Im April 1953 hat SCHARL im Schweizerischen Coppet seinen Sohn nochmals gesehen, seine Frau nicht mehr.

Antlitz hatten es SCHARL besonders angetan. Das berühmteste seiner realistischen EINSTEIN-Bildnisse ist wahrscheinlich das von 1927. Eine besonders gelungene Porträtzeichnung EINSTEINS erwarb auch Aloys GREITHER. Josef SCHARL war starker Raucher und litt an Bronchitiden, Lungenentzündungen, einer koronaren Herzkrankheit mit Herzinsuffizienz und blutenden Magengeschwüren. Er starb in der Nacht vom 5. zum 6. Dezember 1954 in New York offenbar an einem Herzinfarkt. Eine viel beachtete Totenrede auf SCHARL hatte Albert EINSTEIN fünf Monate vor seinem eigenen Tode geschrieben. Sie wurde in EINSTEINS Abwesenheit von SCHARLS Freund, dem Urologen Felix FUCHS, zur Beerdigung am 9. Dezember 1954 verlesen.[11]

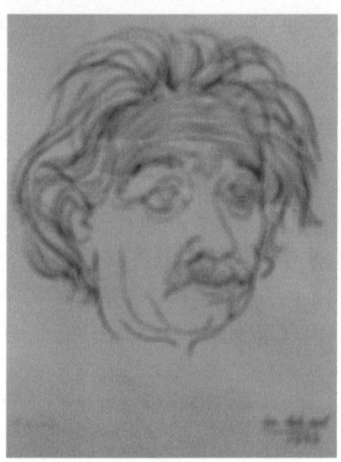

**Abbildung 15 Josef Scharl. Albert Einstein.** (Quelle: privat)

---

[11]Albert EINSTEINS Totenrede für Josef SCHARL: *„Nur durch wenige Jahre hatte ich das Glück, diesen warmherzigen und bedeutenden Menschen persönlich zu kennen. Aber diese wenigen Jahre genügten, eine feste, innige und beglückende Freundschaft zu begründen. Alles an ihm war echt, ursprünglich und unverdorben. Er sah durch die Tragik und durch die Abgründe dieser Menschenwelt. Er litt darunter so stark wie selten einer, aber nichts vermochte ihn für die Dauer niederzudrücken, sein sonniger Humor und seine starke Einfühlung in den Anderen ließen keine Mutlosigkeit, keine lähmende Resignation in ihm aufkommen. Vom Schicksal hart angefaßt, war er mit seiner inneren Stärke stets der Gebende, der Halt für schwächere Naturen. Nie war er einem schwächlichen Kompromiß zugänglich, weder als Künstler noch als Mensch; es wäre ihm unmöglich gewesen, sich durch solche Opfer an Ehrlichkeit das äußere Dasein leichter zu gestalten. Als geborener großer Künstler folgte er nur der inneren Stimme, die ihm unentwegt den sicheren Weg zu steigender Meisterschaft und Reife finden ließ. Die Modetheorien auf dem Kunstgebiet konnten ihm nichts anhaben, obwohl er keineswegs durch überkommene Formen gebunden war. Er suchte und fand die sichere Wiedergabe seines persönlichen künstlerischen Erlebens. Das Streben war seine Leidenschaft, das ihm die höchste Kraft des Schaffens auch durch die Zeiten schweren körperlichen Leidens bis zum plötzlichen Ende bewahrte. Nun schlug die plötzliche Abschiedsstunde mitten aus fruchtbarem Schaffen heraus. So ist das Ende derer, die wir als der Götter Lieblinge empfinden. Wir überlebenden Freunde werden seiner in Liebe und Verehrung gedenken, solange wir atmen. Das Häuflein derer, die die Kunst wirklich lieben und verstehen, wird in steigendem Maße zu schätzen wissen, was er der Welt gegeben hat."*

Da SCHARL kein Testament hinterließ, dauerten die Nachlass-Verhandlungen nicht weniger als zwölf Jahre. Im SCHARL-Buch wird ein Vermittler erwähnt, durch dessen Mithilfe das Problem geregelt werden konnte. Erst in einer späteren Randglosse bemerkt der bescheidene GREITHER im Kleingedruckten, dass er der Vermittler war. Dies geschah im Auftrage von SCHARLS Sohn Alois, der bis zu seiner Pensionierung 1981 Zeichenlehrer an einer Nürnberger Mädchenschule war. Zu ihm und zu Josef SCHARLS Neffen Ludwig SCHARL, der ebenfalls Maler wurde und bis 1969 noch die Atelierwohnung seines Onkels in München bewohnte, unterhielt GREITHER noch Kontakte.

Bei einer ganzen Reihe von Ausstellungen über Josef SCHARL war GREITHER Mitorganisator. Er sah es nahezu als seine Lebensaufgabe an, die Erinnerung an SCHARL in Deutschland wach zu halten. So gab GREITHER eigene SCHARL-Bilder als Leihgaben zu Ausstellungen. In München hielt er 1983 auch die Eröffnungsrede zu einer solchen Ausstellung. Anlässlich einer SCHARL-Exposition vom 15. Dezember 1982 bis 30. Januar 1983 in der Städtischen Galerie im Lenbachhaus in München veröffentlichten Armin ZWEITE und Aloys GREITHER den umfangreichen Bildband „Josef Scharl (1896 – 1954)", der sich mit dem wechselvollen Leben des großen realistischen Künstlers befasst (Städtische Galerie im Lenbachhaus und PRESTEL-Verlag, München, 1982). Der Münchner Galerie war es 1978 gelungen, eines der Hauptwerke SCHARLS, das Bild „Armenlese, Kartoffelernte" zu erwerben. GREITHER ließ nichts unversucht, eine Schau des gesamten Œvres SCHARLS zu organisieren und fand dabei besonders offene Ohren bei dem SCHARL-Freund und Schriftsteller Oskar Maria GRAF, der in New York eine weitere Totenrede auf SCHARL gehalten hatte und in der Hillside Avenue 34 wohnte. In einem Brief vom 29. Dezember 1965 an GREITHER ging GRAF auf die komplizierte Erbschaftssituation und dabei speziell auf SCHARLS Freundin und Gönnerin der letzten Jahre Marianne BLATT ein, der SCHARL etliche Bilder geschenkt hatte: *„Es ist ja nun zu verstehen, dass Marianne Blatt auf keinen Fall die Bilder, die ihr Scharl schenkte und hinterlassen hat, je herausgeben wird für so eine Gesamtschau, weil sie fürchtet, dass man sie ihr dann einfach mit Hilfe irgendwelcher Gerichtsmanipulationen nimmt. ... Gerne will ich, soweit ich das kann mithelfen, denn mir liegt ebensoviel wie Ihnen am grossen Werk Scharls, der eben durch diese misslichen Verhältnisse, nie so gewürdigt werden wird, wie er es verdient. Gerade München und Bayern hätte[n] alle Ursache, sich da einzuschalten, denn ich bin fest überzeugt, dass nur wenige gleichwertige Künstler wie Josef Scharl eine so hohe Leistung aufweisen können."*

### 3. Greither als Kunst- und Musikhistoriker, Übersetzer und Schriftsteller.

*Begabung – Erfahrung*

*So häufig versucht man, den Erfolg oder die ganze Persönlichkeit eines Menschen*
*als Resultate von Begabung und Erfahrung aufzufassen,*
*wobei man geneigt ist, Alter mit Erfahrung gleichzusetzen.*
*Dies ist, so glaube ich, eine falsche Verbeugung*
*vor dem unaufhaltsamen Prozess des Alterns:*
*die übergeordnete Frage ist,*
*was man mit dem Älterwerden zu machen verstehe,*
*oder anders ausgedrückt:*
*Erfahrung ist mehr eine Funktion der Begabung als des Alterns.*

Aloys GREITHER am 12. Februar 1942.


### 3.1. Greithers Verhältnis zu Russland. Greithers Kriegstagebuch „Ein russischer Sommer".

*„Die Liebe der Russen zur Musik, vor allem zum Gesang, ist grenzenlos; sie allein ist*
*vielleicht imstande Feindschaften vergessen zu machen. "*

Über seinen Einsatz in Russland schrieb GREITHER ein ergreifendes Kriegstagebuch, das bisher unveröffentlicht blieb. Obwohl Krieg war und sich beide Völker als ideologisch beeinflusste Feinde, als Besatzer und Besetzte, gegenüberstanden, zeichnete GREITHER ein schaurig-schönes Bild des Landes und der russischen Seele.

Sein Kriegstagebuch ist umfangreich. Es umfasst alle Jahreszeiten des Kriegs-Aufenthaltes in Russland. Es liegt im A5-Querformat in drei mit Schreibmaschine geschriebenen Bänden vor. Zur Veröffentlichung hatte GREITHER daraus aber nur eine Jahreszeit, den „russischen Sommer" vorgesehen, für den er elf Linolschnitte anfertigte.

Mit wunderbarer, einfühlsamer Sprache beschreibt GREITHER das weite, fremde Russland, die Russen, die Deutschen und natürlich sich und seine Arbeit im Feldlazarett.

Fern jeglicher Kriegseuphorie wurde in dem mutigen Werk „Ein russischer Sommer" bereits im Juli 1942 der drohende Untergang des „Abenteuers Russland" deutlich (Kapitel „Satischenski bei Orel"): *„Nicht ein starker Impuls treibt uns weiter in das Land hinein, sondern ein unwiderstehlicher Sog zieht uns, wie die Schlange ihr betörtes Opfer. Die dumpfe Angst vor der verborgenen Raubtierkraft dieses Landes zeichnet sich bei den meisten Soldaten ab; die wenigsten nehmen jedoch die überwältigende, schlichte Schönheit wahr, die Russland unschuldig und verschämt, ja unwissend und arglos wie ein Bauernmädchen zur Schau trägt. ... Nein, wir haben das slawische Herz nicht gewonnen, sowenig wie das französische oder nordische. Die Herzen Europas sind gegen uns."*

Die Ernährung der russischen Landbevölkerung erschien GREITHER rätselhaft: *„Obgleich ich mitten unter Russen lebe, bleiben mir manche ihrer Lebensgewohnheiten verborgen, andere wiederum, im rein biologischen Sinne, unverständlich. So ist mir die Tatsache unbegreiflich, wie sie mit Menge und Zusammensetzung ihrer Nahrung das Leben fristen. Ich habe noch reichere Landstriche gesehen, als diesen hier, aber überall ist mir die russische Bedürfnislosigkeit begegnet, die sich mit Brot, Kartoffeln, Eiern und Milch zufriedengibt. Fleisch habe ich so gut wie nie entdecken können, und auf meine Vermutung, dass dies Kriegsfolge sei, hören müssen, dass Fleisch auch vorher so gut wie unbekannt war. ... Das Kauen der Sonnenblumenkerne, die meist in allen Taschen mitgeführt werden, ist eine ausgesprochen russische Leidenschaft."*

Über Besitz, Ansprüche und Zufriedenheit der Russen schrieb GREITHER: *„Die Russen, mindestens die Bauern, ... haben eine andere Einstellung zum Besitz. Im eigentlichen Sinne kennen sie diesen Begriff nicht, ebensowenig wie sie etwa denjenigen der Emanzipation oder das Recht der Selbstbestimmung in seiner konsequenten geistigen Fassung kennen. Sie sind wahrhaft keine Leibeigenen mehr wie vorher unter den Zaren; aber es ist ihnen das – schöne – Bedürfnis verblieben, in jemands Hand zu sein. Sie sind vom Reichtum, von der strotzenden Kraft ihres geheimnisvollen Landes umgeben und sind doch vom Hunger nach Reichtum nicht gequält. Versöhnt leben sie mit dem Kärglichsten, dessen ihre Notdurft bedarf, und sind so, in ihrer natürlichen, angemessenen Armut reicher als alle, deren Herz von Gier und Habsucht vergiftet, und deren Sorge an die Habe mannigfacher Art gekettet ist."*

... und zur russischen Heimatliebe: *„Die unmittelbare Begegnung mit der Erde selber und ihren Kräften ist es, von keiner Zivilisation verstellt, die so unwiderstehlich fesselt. ... Russland nimmt und bindet ganz. Ich kann verstehen, dass jeder Russe, fern von Russland, und gehe es ihm noch so gut, Heimweh haben muss. "*

Das Misstrauen zum deutschen Militärarzt GREITHER schwand: *„Aus dem Misstrauen, das ich anfänglich wegen meiner Zurückhaltung und Ungesprächigkeit vorfand, bin ich in eine Art von Beliebtheit geraten. Der Grund für die Annäherung der Russen liegt in meiner ärztlichen Tätigkeit, deren sie nun, auch aus abliegenden Dörfern kommend, teilhaftig werden. "*

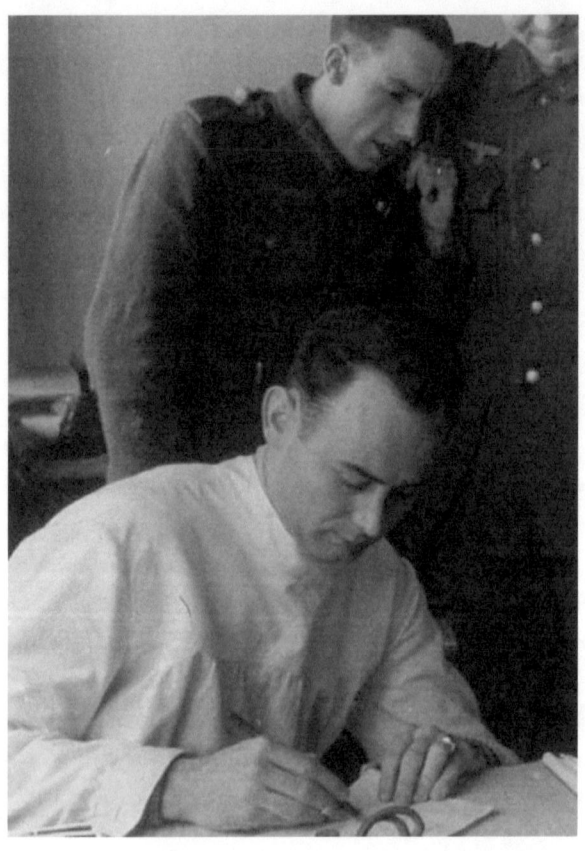

**Abbildung 16 Aloys Greither im Feldlazarett 615 in Orel, 1943.** (Quelle. privat.).

Sein Buch endet mit den nachdenklichen Worten: *„Das leuchtende Gold der geschnittenen Äcker ist lange abgedunkelt, und die Stoppeln gleichen fahlen Barthaaren auf einer beschatteten Haut. Der strahlende Glanz der hohen Sommertage ist verebbt; die Luft ist ein wenig müde, von einem geheimen Flimmern durchzittert. ... Mit zitterndem Herzen betrachte ich die verfallenden Farben und wittere die bange Schwere in der verhaltenen Luft. Der Sommer, dies spüre ich, ist vorüber.“*

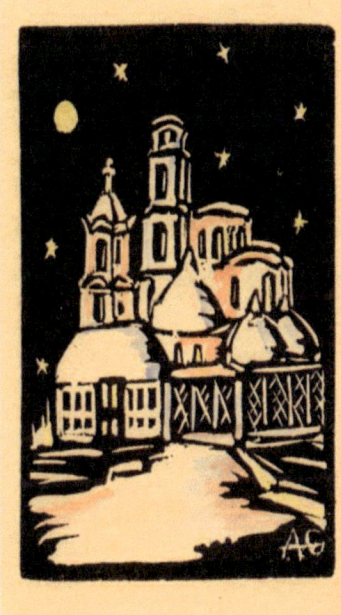

**ÖSTLICHE KRIEGSWEIHNACHT 1942**

Bedächtig wurde der Streit,
der schnelle Sturm verbiß
sich zäh in die Erde.
Und der Geist, der Heimat
wund und ferne verbunden,
richtet gar sich häuslich
schon ein in Fremde und
Weite, er atmet die Luft
des tödlichen Ringens.
Härter rückte die Not
an unsere Seelen, bitter
wurde die Rechnung zwischen
Gräbern und siegendem Leben.

Fest der Geburt: in Winter
und feindlicher Kälte
durchwärmt uns dein Trost,
das ewige Wunder des Lebens.
Die Gräber und Kreuze
segnet die Liebe und
bettet mit Schmerzen
das Kind in die Wiege.
Und der Stern der Gnade,
der Kraft und der Huld:
er lächelt mit tröstlichem
Schimmer aus Heiliger
Nacht uns ins Herz.

Aloys Greither

**Abbildung 17 Aloys Greither: Östliche Kriegsweihnacht 1942** (Quelle: privat)

### 3.2. Greither als Übersetzer von Tilliers „Mein Onkel Benjamin".

Während GREITHERS letzter Station im Krieg, in Frankreich in Lons le Sonier in Lothringen, leistete er, angesichts der immer weiter vorrückenden alliierten Verbände, seinem Freund und Verleger Lambert SCHNEIDER den Schwur, für den Fall der unversehrten Heimkehr aus dem „Hexenkessel", seine Französischkenntnisse zu nutzen und den Arztroman „Mein Onkel Benjamin" von Claude TILLIER (geb. 10. April 1801 in Clamecy/Nièvre – gest. 18. Oktober 1844 in Nevers) zu übersetzen. Der Franzose TILLIER war zunächst Volksschullehrer, wurde aber nach einer oppositionellen Schrift entlassen und arbeitete seither als freier Journalist und Redakteur. In seinem satirischen Hauptwerk „Mein Onkel Benjamin" (1843, deutsch erstmals 1866) verspottete er die Sitten und die politische Moral der damaligen Zeit. GREITHER erfüllte 1957 sein Versprechen, das Buch nochmals zu übersetzen (Heidelberg) und machte damit das „vergessene Werk" auch dem breiten deutschen Publikum zugänglich. Dem Verleger SCHNEIDER wurde eines Tages von einem Vater das Tagebuch seiner von den Nazis ermordeten Tochter angeboten. Er veröffentlichte es zunächst auch, gab die Rechte dann aber ab und verlor für seinen Verlag somit eines der bedeutendsten Nachkriegswerke, mit allen auch finanziellen Konsequenzen. Bei dem Büchlein handelte es sich um „Das Tagebuch der Anne Frank".

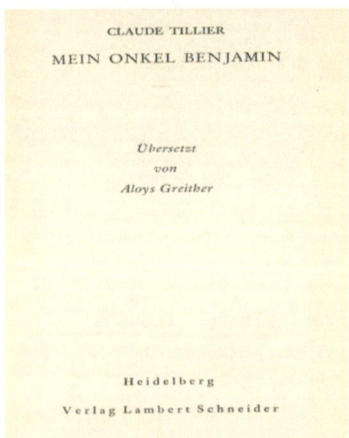 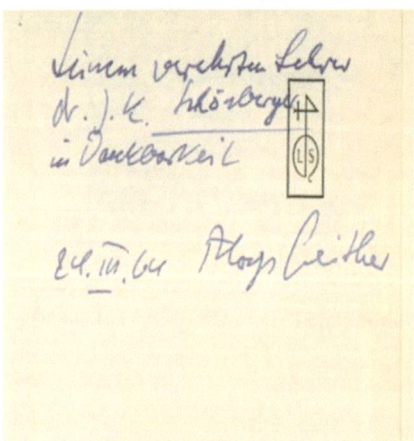

**Abbildung 18 Tillier/Greither: Mein Onkel Benjamin. Heidelberg: Verlag Lambert Schneider, 1957.**

### 3.3. Greithers Kurzgeschichte „Der Nachtportier".

In seiner Heidelberger Zeit als dermatologischer Dozent und Oberarzt schrieb GREITHER unter dem Pseudonym Andreas GILBERT eine Humoreske für einen Kurzgeschichten-Wettbewerb, die unveröffentlicht blieb. In dem Stück, das in den 30iger Jahren spielte, traf der Privatgelehrte Dr. Konz, der in einem Hotel am Bahnhofsplatz in Basel mit seiner Frau abgestiegen war, einen Freund, den ortsansässigen Dr. Crüngelin. Da Frau Konz sich müde im Hotel schlafen gelegt hatte, setzten die Freunde das Treffen als reinen Männerabend fort. Kurz vor Mitternacht kehrte Dr. Konz, leicht weinselig vom guten „Walliser", zu seinem Hotel zurück. Er fand selbiges aber verschlossen, dunkel und ohne Nachtportier vor. Die Klingel funktionierte zwar, blieb aber stecken und weckte nach kurzer Zeit alle Gäste, einschließlich seiner Frau:

*„Als sich die beiden Ehegatten diesseits und jenseits der verriegelten Tür gegenüberstanden, mussten sie trotz ihres Missgeschickes heftig lachen. Sie kamen sich nicht wie die Königskinder des Märchens, denen das Wasser zu tief war, vor, sondern wie ein gar nicht mehr so junges Paar, dem der vertraute Weg zueinander unversehens durch das Tor der bürgerlichen Ordnung verschlossen war. "*

Ein Hotelboy konnte zwar die Klingelleitung durchtrennen und damit den Lärm beenden, hatte aber keinen Hauptschlüssel. Frau Konz sollte sich nun schon immer hinlegen, da ihr Mann auf den Nachtportier auch allein warten könne. Da kein Nachtportier kam, und auch der Baseler Bahnhof in Ermangelung von ankommenden und abfahrenden Zügen nachts geschlossen wurde, blieb der Hauptperson nichts anders übrig, als sich genau im angrenzenden Hotel, sozusagen als direkter Nachbar seiner Frau, einzuquartieren. Am nächsten Tag war das Rätsel schnell gelöst ... So schloss der Nachtportier, wenn alle Schlüssel vom Brett verschwunden waren, und der letzte Zug in die Nacht hinaus gefahren war, das Hotel einfach von außen ab und ging nach Hause, um kurz vor der morgendlichen Dienstübergabe wiederzukommen. Der Portier wurde entlassen, die Familie Konz mit einem üppigen Frühstück entschädigt. Wehmut über den dörflichen und familiären Charakter Basels, in dem eine solche Geschichte zur damaligen Zeit möglich war, mischte sich am Ende der Kurzgeschichte in GREITHERS alias GILBERTS philosophische Nachbetrachtung.

**3.4. Greither über Mozart und die Musik.**

Zum 200. Geburtstag von Wolfgang Amadeus MOZART (eigentlich: Joannes Chrysostomus Wolfgangus Theophilus MOZART; geb. 27. Januar 1756 in Salzburg – gest. 5. Dezember 1791 in Wien) 1956 erschien bei Lambert SCHNEIDER in Heidelberg die Monografie „Die sieben großen Opern Mozarts. Versuch über das Verhältnis der Texte zur Musik." Die zweite Auflage 1970 wurde noch durch eine Pathografie MOZARTS ergänzt. Es folgten noch zwei weitere MOZART-Monografien: Zunächst entstand „Wolfgang Amadé Mozart. Seine Leidensgeschichte.", die sich mit Krankheit und Tod MOZARTS befasste. 1962 verfasste GREITHER gegen Ende seiner Heidelberger Zeit die dritte Monografie mit dem Titel „Wolfgang Amadé Mozart. In Selbstzeugnissen und Bilddokumenten" (Reinbek bei Hamburg: ROWOHLT Taschenbuch-Verlag, 1962). Er schrieb in seinen Publikationen aber nicht einfach von anderen ab, sondern stützte sich auf sein eigenes musikalisches, medizinisches und fremdsprachliches Wissen und schuf damit selbständige, einzigartige MOZART-Zeugnisse. Seine immensen Sprachkenntnisse konnte GREITHER besonders in „Wolfgang Amadé Mozart. In Selbstzeugnissen und Bilddokumenten" nutzen und übersetzte etliche Originalbriefe aus dem Italienischen. Hier sei beispielhaft ein Brief MOZARTS vom 30. Juli 1778 erwähnt. Dieser hatte 1777 in Mannheim die Schwestern Aloysia (1760 – 1839) und Constanze WEBER (geb. 5. Januar 1762 in Zell im Wiesental – gest. 6. März 1842 in Salzburg) kennen gelernt, die Cousinen des deutschen Komponisten Carl Maria VON WEBER (geb. 18. November 1786 in Eutin/Schleswig-Holstein – gest. 5. Juni 1826 in London). Zunächst verliebte sich MOZART in die sechzehnjährige Aloysia, die Sängerin werden wollte und ein besonders Talent dazu hatte. Obwohl MOZART „über beide Ohren verliebt" war, gab es dennoch in dieser Zeit noch eine weitere, 14 Tage dauernde Liebes-Beziehung mit seiner Cousine Maria Anna Thekla MOZART, dem „Bäsle" in Augsburg. 1779 wies Aloysia, die jetzt ein Engagement als Sopranistin in München und später in Wien hatte, MOZARTS Heiratsantrag zurück, woraufhin dieser am 4. August 1782 ihre jüngere Schwester Constanze heiratete. Diese Beziehung hatte seine Schwiegermutter, die mittlerweile verwitwete Cäcilie WEBER, geborene STAMM, geschickt eingefädelt. GREITHER schrieb in seinem Büchlein über MOZART: *„Er schrieb an Aloysia in einem hervorragenden Italienisch. Das war einmal eine Verneigung vor der Primadonna, die er in ihr sah, seit er sie das erste Mal singen gehört hatte; zum anderen aber die Sprache seines in ernster Glut entbrannten Herzens. Wenn er deutsch schrieb, war die Versuchung der Albernheit, der witzigen Glosse und der Wortverdrehung allzu groß. So ernst, so* *beschwörend wie in dem ...Brief wird er erst in seinen späteren Briefen an Constanze wieder, aber aus anderem Grund: wenn er sie nämlich – auf ebenso noble wie eindringliche Art – wegen ihres lockeren Betragens zurechtweist."* … und fährt später zum Wesen und Weltbild MOZARTS fort: *„Man soll also Mozart nicht zum Denker umdeuten: dazu lebte er viel zu spontan, zu unreflektiert, zu sinnenfreudig. Und dennoch hatte er einen eminent schnell funktionierenden Verstand und viel psychologischen Tiefblick; deshalb soll man seine Lebensweisheit nicht unterschätzen. Mozart, wie wir ihn geschildert haben, scheint den Künstler par excellence, jenseits aller politischen Interessen und jeglicher politischen Betätigung, zu verkörpern: von seinem Werk besessen, dabei naiv und unbewusst seiner Schöpferkraft anheimgegeben, alles um sich herum vergessend oder nur als Kulisse seines künstlerischen Daseins wahrnehmend."*

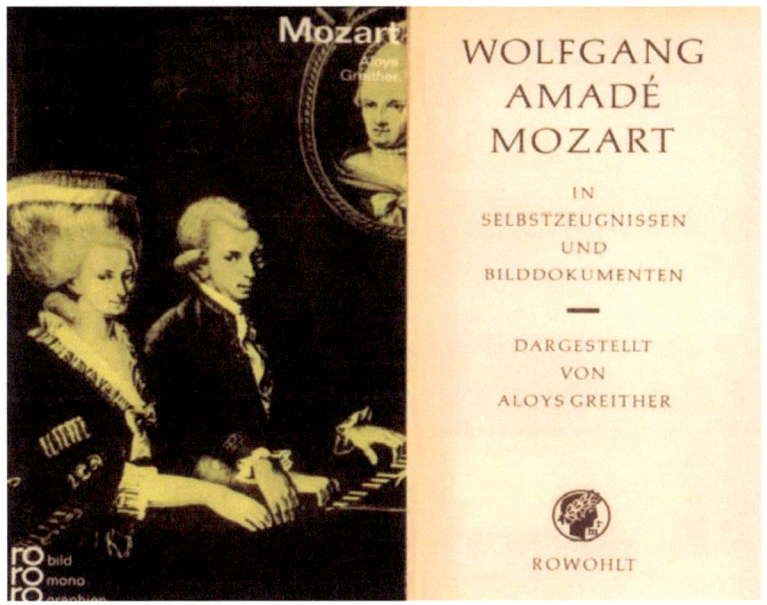

**Abbildung 19 Aloys Greither: Wolfgang Amadé Mozart. Reinbek bei Hamburg: Rowohlt Taschenbuch-Verlag, 1962.**

Als profunder MOZART-Kenner geriet GREITHER mit dem zweiten großen deutschen MOZART-Biografen, Wolfgang HILDESHEIMER, in einen freundschaftlichen Disput. HILDESHEIMER, der als Jude 1933 nach Palästina flüchtete, Dolmetscher bei den

Nürnberger Kriegsverbrecher-Prozessen war und 1991 in der Schweiz starb, schrieb unter anderem die eindrucksvolle Biografie „Mozart" (Frankfurt am Main: Suhrkamp-Verlag, 1977) sowie „Warum weinte Mozart?" (1981).[12] Am 3. August 1956 schrieb GREITHER an die Kammersängerin Christa LUDWIG in Zusammenhang mit dem schleppenden Verkauf seines Buches: *„Verehrteste, dass Sie nun in Salzburg sind – und vor allem: singen – kann man nun in allen Zeitungen lesen. Dass freilich gleich sechs der sieben ‚großen' Mozartopern gespielt werden, erfahre ich erst, da es keinen Weg mehr gibt, an dieser Folge teilzunehmen. Wie sehr ich aber an Salzburg denke, mögen Sie mir nachfühlen können. Ich tue es mit Wehmut, nicht zuletzt wenn ich an das Schicksal meines Buches denke: es geht nämlich überhaupt nicht. Und dabei könnte ich mir vorstellen, dass mancher Besucher in Salzburg Gewinn davon hätte, aber ich fürchte, in Salzburg hat man davon noch nicht einmal erzählen hören. Und so wird der charmante Kritiker der Münchner Abendpost (bzw. der Süddeutschen Zeitung), Herr Dr. Karl Schumann wohl der einzige sein, der dort wie er mir schrieb, vor jeder Oper den entsprechenden Abschnitt in meinem Buche nachliest. ... Ob Sie wohl mal dem einen oder anderen Ihrer Verehrer mein Buch empfehlen möchten? Es wäre fast ein Samariterdienst. "*

*„Indem Mozart den Tod in sich spürte, ihn annahm und ihn in gläubiger Resignation in sein Werk integrierte, hat er uns Kunde gebracht von einem Reich, in dem der schwerelose Geist in absoluter Schönheit zu uns Sterblichen spricht. "* ... und weiter 1958: *„Es ist nicht länger zweifelhaft, daß Mozart an einer Nierenkrankheit starb. Sie hatte wohl chronischen Charakter und ließe sich als Folge häufiger, zum Teil unausgeheilter Infekte seiner auf Konzertreisen verbrachten Jugendjahre zwanglos erklären. "* (GREITHER über MOZARTS Tod).

Zu GREITHERS musikhistorischen Schriften gehört auch eine Abhandlung über „Billroth im Briefwechsel mit Brahms" (Verlag URBAN und SCHWARZENBERG, München und Berlin, 1964). Weitere musikwissenschaftliche und kunstwissenschaftliche Arbeiten GREITHERS erschienen in den kleinen Sammelbänden der Musikreihe „MUSICA" und der Kunstreihe „ARS", die beide von der Firma Bayer in Leverkusen herausgegeben wurden (Jahrgänge 1970 – 1972 und 1973 – 1975). Für „MUSICA" schrieb GREITHER die Serienwerke „Instrumentalisten" und „Italienische Streichinstrumente – Die klassischen Geigenbauschulen: Brescia – Absam – Cremona", MUSICA eine kleine Musikreihe, Heft 1 – 12, 1973-1975 zu je zwölf Heften.

---

[12] Mit HILDESHEIMERS Witwe in der Schweiz stand GREITHERS Witwe auch später noch in Kontakt.

### 3.5. Greither über die Kunst.

Die Serie „Kunsthändler und ihre Kollektionen" aus der Kunstreihe „ARS" umfasste wie die Serie „MUSICA" ebenfalls zwölf Einzelhefte. Kunst- und musikgeschichtliche Artikel schrieb GREITHER regelmäßig auch in den Programmheften der Düsseldorfer Oper, die unter dem Titel „Deutsche Oper am Rhein" erschienen. Die Beschäftigung GREITHERS mit der Malerei zeigte sich besonders in der Auseinandersetzung mit dem Nachexpressionismus. So verfasste er die Monografie „Der junge Otto Pankok. Das Frühwerk des Malers."

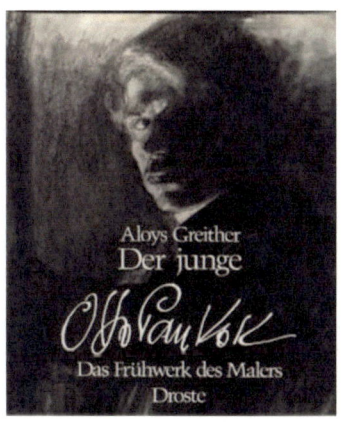

**Abbildung 20 Aloys Greither: Der junge Otto Pankok. Das Frühwerk des Malers. Düsseldorf: Droste-Verlag, 1977**

Über Josef SCHARL veröffentlichte GREITHER neben dem Bildband „Josef Scharl (1896 – 1954)" die Bücher „50 Zeichnungen zum Alten und Neuen Testament" (Düsseldorf-Wien: Econ-Verlag, 1967) und „Requiem-Zyklus" (Leverkusen, 1971) sowie ein Katalogvorwort (NIERENDORF, 1967). Im KINDLER-Malerei-Lexikon schrieb GREITHER den gesamten Beitrag über Josef SCHARL. In seinem letztem Lebensjahr brachte GREITHER das Buch „Scharl, Josef – Pancatantra. Die fünf Bücher indischer Lebensweisheit. Mit 107 Zeichnungen von Josef Scharl" mit eigenem Nachwort heraus (Gustav KIEPENHEUER Verlag Leipzig und Weimar, 1986). Diese Ausgabe ging auf eine Übersetzung von Theodor BENEFEY aus dem Jahre 1859 zurück und zeigte erstmals öffentlich Zeichnungen SCHARLS aus dem Jahre 1945. Sowohl von SCHARL, als auch von dem bereits erwähnten deutschen Zeichner und Holzschnitt-Künstler Otto PANKOK hatte GREITHER Originalwerke gesammelt und zum Teil auch öffentlich in der Universitätshautklinik ausgehängt. Da die Pflege von GREITHERS

Schwiegermutter, die 94-jährig verstarb, sehr aufwändig und auch mit materiellen Ausgaben verbunden war, verkaufte die Familie einen Teil der SCHARL-Bilder an den Publizisten und Herausgeber des Magazins „STERN" Henri NANNEN (1913 – 1996). In den Sommermonaten organisiert die Stiftung Henri und Eske NANNEN in der Kunsthalle Emden (Hinter dem Rahmen 13) regelmäßig Ausstellungen. 1999 wurden unter anderem die Bilder SCHARLS aus dem (ehemaligen) Besitz Aloys GREITHERS gezeigt.

**3.6. Greithers „Arztbildnisse". Greither und Dix.**

Als Sammler vor allem moderner Maler hatte GREITHER vielfältige Kontakte mit berühmten Galeristen und Kunsthändlern seiner Zeit und publizierte über diese auch in der ARS-Reihe. So gehörten beispielsweise der Mitinhaber der Galerie Nierendorf, Florian KARSCH (geb. 24. Juli 1925 in Berlin) und Ernst BEYELER (geb. 16. Juli 1921 in Basel) zu den Bekannten und „Geschäftskunden" von Aloys GREITHER.

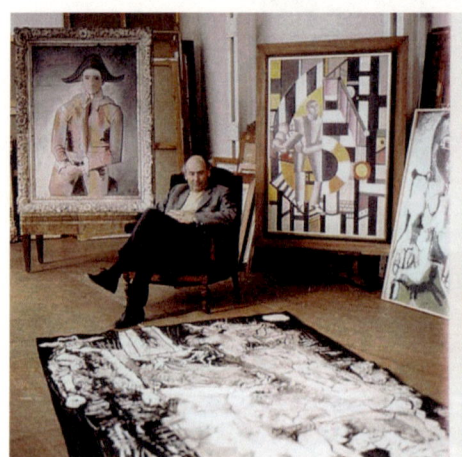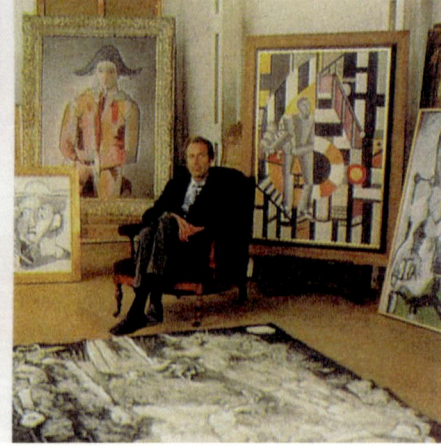

**Abbildung 21 Doppelporträt von Aloys Greither (links) und Ernst Beyeler (rechts) in dessen Atelier zwischen den Werken von Pablo Picasso (1881 - 1973) und Fernand Léger (1881 – 1955).** (Quelle: ARS-Kunstheft Nr. 9. Bayer Leverkusen, 1972 [rechts] und privat [links]).

Ein großes Vorhaben GREITHERS, die Zusammenstellung und Beschreibung von Arztbildnissen in der Kunst blieb leider unvollendet. Die Recherche zu seinem geplanten Werk hatte ihn in Kontakt zu vielen der erwähnten Malern, aber auch zu dermatologischen Kollegen, so zu dem Hamburger Hautarzt und Porträtmaler Klaus STEEN (1916 – 1989) gebracht. In einem Brief an ihn vom 30. November 1977 schrieb GREITHER: *„Es handelt sich bei meinem Projekt ... um eine Serie Arztbildnisse bedeutender Maler. Natürlich ist es schwer, das Kriterium von „bedeutend" exakt zu definieren, weil mitunter eine Wechselbeziehung zwischen dem Rang des Portraits und demjenigen des Schöpfers besteht. ... Ich halte Ihre Arztportraits für wichtig, um nicht zu sagen bedeutend. Dass Sie Dermatologe sind schmeichelt mir natürlich besonders."* In diesem Zusammenhang ist auch GREITHERS Einschätzung eines weiteren malenden Dermatologen, des Ordinarius der finnischen Universität Turku Carl Eric SONCK, im Vergleich zu STEEN bemerkenswert. So schrieb GREITHER am 28. Februar 1977 an seinen Kollegen und Chef der Dresdner Hautklinik Heinz Egon KLEINE-NATROP (geb. 16. Dezember 1917 in Gladbeck/Westfalen – gest. 1. September 1985 in Dresden): *„Soncks Bilder kenne ich seit dem Internationalen Dermatologen-Kongress in München; er ist ein liebenswerter und bescheidener Kollege, aber seine Malerei bewegt sich doch allzu sehr im Bereich des Selbstgemachten und Dilettantischen. Daneben ist der Hamburger Kollege Klaus Steen als ein absolut Professioneller zu bezeichnen, sein Selbstbildnis und die übrigen Arztbildnisse von ihm sind meines Erachtens bedeutend."*

GREITHERS besonderes Interesse galt auch dem jüdischen Arzt und Psychiater Fritz PERLS, der sich während der „braunen Herrschaft" in München umbrachte und dessen Beerdigung sehr „volkreich" war. Josef SCHARL hatte PERLS zweimal gemalt, zum einen ca. 1925, zum anderen aus dem Gedächtnis posthum 1942 in seinem amerikanischen Refugium. Auch von Otto DIX (geb. 2. Dezember 1891 in Gera-Untermhaus – gest. 25. Juli 1969 in Singen) gab es ein Porträt eines amerikanischen Psychiaters Dr. PERLS, dem GREITHER fast zehn Jahre, zuweilen mit nahezu kriminalistischem Spürsinn „nachjagte". Ob es eine verwandtschaftliche Beziehung beider Nervenärzte gleichen Namens gab, konnte GREITHER nicht mehr klären. Ein Kondolenzbrief vom 29. Juli 1969 an Frau Martha DIX zum Tode ihres Mannes zeigte, dass GREITHER mit Otto DIX in dessen Haus zusammengetroffen war. Interessant ist in diesem Zusammenhang die Verbindung der Familie DIX mit der Dermatologie: *„Mit großer Betroffenheit habe ich von dem Tode Ihres Gatten gehört, den ich Anfang Dezember vorigen Jahres noch in Hemmenhofen aufgesucht habe. Ich war an einem Sonntagmorgen einige Stunden bei ihm, wobei er ausserordentlich*

*aktiv, demonstrationsbereit und von gutem Gedächtnis war ... Es war ein Tag vor seinem 77.*
*Geburtstag, und ich konnte nicht ahnen, dass es sein letzter war. ... Ich sammle ...*
*Arztbildnisse großer Maler, und da Sie in erster Ehe mit dem mir leider nur in Bildnissen*
*bekannten Dr. Hans Koch, der wie ich Dermatologe war, verheiratet waren, würde sich*
*vielleicht doch mancher Anknüpfungspunkt ergeben ... Die Dermatologen haben in Ihrer*
*Familie eine ziemlich große Rolle gespielt: auch Ihr Schwiegersohn in Rudolfzell ist ja*
*Dermatologe.*"[13]

Über einige Charaktereigenschaften von DIX und dessen Sujet fand sich ein bemerkenswerter
Briefwechsel im Nachlass von Aloys GREITHER. So schrieb GREITHER am 17. April 1978
an KLEINE-NATROP: *„Ich bin neulich der Geschichte von Dr. Hans Koch* (erster Ehemann
von Martha DIX – der Verf.)*, der ja für mich ein faszinierender Fachkollege ist,*
*nachgegangen, und habe vieles ... in Erfahrung bringen können. Dabei hat sich leider gezeigt,*
*dass Otto Dix, den Otto Pankok ja immer den Proleten genannt hat, offenbar nicht von sehr*
*nobler Gesinnung war; übrigens hat er auch bei meinem Besuch in Hemmenhofen, der*
*ungefähr ein Jahr vor seinem Tod stattfand, sich menschlich nicht gerade sehr gewinnend*
*betragen. Ich habe ihm das damals nachgesehen aufgrund der Größe seiner Kunst; heute, da*
*ich noch mehr weiss, fällt mir das schon etwas schwerer. Man soll glaube ich auch nicht in*
*den Fehler verfallen, einem Künstler alles zu erlauben oder auch nachzusehen* (Immerhin
hatte der junge DIX auch von sich selbst behauptet, entweder *„berühmt oder berüchtigt"* zu
werden. – der Verf.)*."* In seinem Antwortschreiben vom 12. Mai 1978 bemerkte KLEINE-
NATROP dazu: *„... die menschlichen Qualitäten von Dix betreffend, immer da wo es um*
*anderer Leute Frauen und ähnliches mehr geht ... kann ich mich heute und hier schriftlich*
*nicht äußern. Das ist ein riesiges Faß, von dessen Inhalt ich eine Menge kenne, auch eine*
*Menge trübes und sehr trübes Wasser. Was auf vielen Bildern diesem oder jenem als*
*Sozialkritik erschienen ist, ist oft weniger Kritik, als persönliche Zuneigung zum Sujet-Milieu.*
*Davon gab es hier in Dresden bis auf seine alten und ältesten Tage viel, manchmal zu viel."*...
und GREITHER am 14. Juni 1978 in seiner Rückantwort: *„Ihre Anmerkungen über die*
*menschlichen Qualitäten von Dix verraten eine tiefe Kenntnis, auch Ihre Bemerkung, dass es*
*ihm nicht immer um Sozialkritik ging, sondern dass er an diesen sozialkritisch erscheinenden*
*Sujets eine große persönliche Freude hatte. Leider hat man diesen Eindruck ja auch bei*
*seinen in ihrer Unmittelbarkeit brutalen Bildern aus dem 1. Weltkrieg, der ihm sicher*
*wesentlich mehr Spaß gemacht hat, als anderen Malern, die durch den Krieg mussten."*

---

[13] Der Düsseldorfer Hans KOCH, den Otto DIX 1921 gemalt hatte, war Dermatologe und Urologe sowie ein
angesehener Kunstsammler moderner Werke.

Otto DIX hatte das Ehepaar Hans und Martha KOCH (1895 – 1985) 1921 bei einer Reise nach Köln und Düsseldorf kennen gelernt. Im Herbst 1922 siedelte DIX nach Düsseldorf über und heiratete im Februar 1923 Martha KOCH, geborene LINDNER.[14]

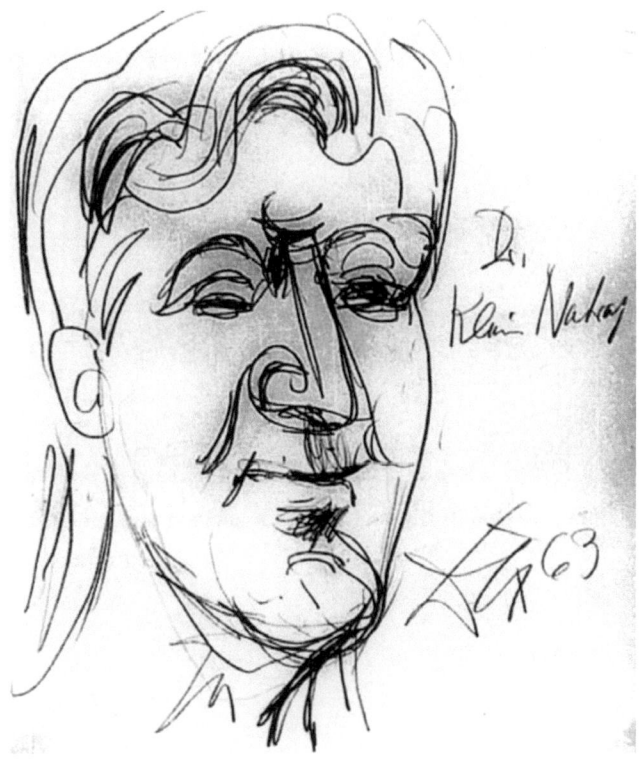

**Abbildung 22 Heinz Egon Kleine-Natrop gezeichnet von Otto Dix 1963 in Dresden (Gästebuch von W. Oelßner).** (Quelle: privat.).

---

[14] Aus der Ehe mit Martha DIX gingen die Kinder Nelly (geb. 14. Juni 1923 – gest. 11. Januar 1955), Ursus (geb. 11. März 1927) und Jan (geb. 10. Oktober 1928) hervor. DIX hat den Tod seiner ehelichen Tochter Nelly (offenbar an den Folgen eines Schwangerschaftsabbruches) nie ganz verwunden und deren Tochter Bettina, seine Enkelin, adoptiert.

Am 4. Dezember 1977 unternahm GREITHER einen erneuten Versuch, von der DIX-Witwe Auskunft über das PERLS-Porträt („Bildnis des amerikanischen Psychiaters Dr. Fritz Perls", 93 x 74 cm, 1966) und weitere Arztbildnisse (beispielsweise „Der Frauenarzt Dr. Wilhelm Rübsamen, Dresden", Lithografie, 1967) ihres Mannes zu erhalten. In Antwortbriefen von 1977 und 1978 schrieb Martha DIX aus Gaienhofen/Hemmenhofen (mittlerweile Otto-Dix-Weg 16, heute Otto-Dix-Weg 6[15]), dass sich das RÜBSAMEN- und auch das PERLS-Bild in Ihrem Hause befänden und 800 DM bzw. 80.000 DM kosten würden. Für das Copyright von fünf Arztporträts, die GREITHER in seinem Buch veröffentlichen wollte, verlangte die DIX-Witwe 500 DM.

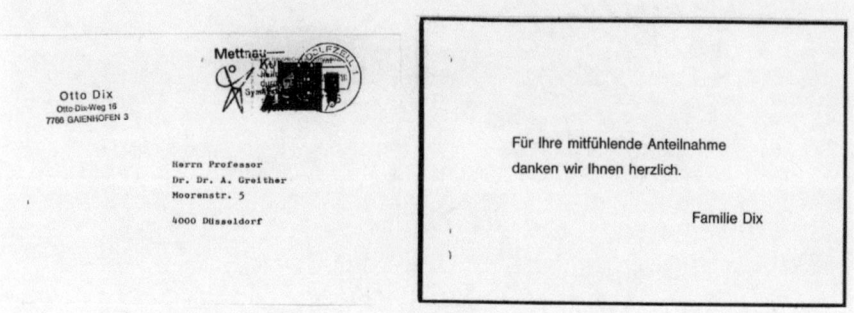

**Abbildung 23 Dank der Familie Dix für Greithers Kondolenz zum Tode von Otto Dix am 25. Juli 1969. (Quelle: privat.).**

## 4. Greither als Lyriker.

*An die ferne Liebe*

*Noch stehen Brücken, still und zart,*
*Gedanken ihren Weg zu bahnen.*
*Noch wagen Briefe sichre Fahrt*
*über Sturm und Ozeanen.*

*Noch wehrt sich Hoffnung.*
*Süsser Drang behütet treu des Lebens Glut.*
*Noch kreist, Geliebte, nah und bang*
*Dein Bild, Dein Glück in meinem Blut.*

Aloys GREITHER, Russland, am 31. August 1940.

---

[15] Zum 100. Geburtstag von Otto DIX 1991 wurde in seinem Wohn- und Atelierhaus in Hemmenhofen ein Museum eingerichtet.

Aloys GREITHER verfasste eine Vielzahl von Gedichten und sogar eine „Deutsche Kantate", die er dem Komponisten Ernst HASTETTER widmete. 88 mit Schreibmaschine geschriebene Gedichte GREITHERS lagen dem Verfasser vor, von denen 40 in dem kleinen Lyrikhefter „Im Zwielicht des Krieges" zusammengefasst sind und hauptsächlich im Krieg entstanden sind. Am 3. September 1942 schrieb Aloys GREITHER an Hermann HESSE: „*Von Ihrer Arbeit an der Gedichtsammlung zu lesen, war beglückend. Ich selber habe im Juli meine Kriegsverse ... ein wenig gesichet und zusammengestellt (einige davon kennen Sie ja bereits und ich lege ein weiteres bei); doch glaube ich nicht, dass sie heute jemand druckt, und später wird wohl erst recht kein Verlangen danach sein.*"

**Tabelle 1 Aloys Greither. Gedichtsammlung „Im Zwielicht des Krieges."** (Quelle: privat.).

| Gedichte (Teil I) | Gedichte (Teil II) |
|---|---|
| „Aufbruch" | „Kriegsweihnacht 1941" |
| „Feldlazarett" | „Zweierlei Dienst" |
| „Flandern" | „Die Tiere" |
| „Brüssel" | „Hermann Hesse zum 65. Geburtstag" |
| „Borinage" | „Sonnenblume" |
| „Prag" | „Windmühle" |
| „Heiliger Abend 1940" | „Östliche Kriegsweihnacht 1942" |
| „Champagne" | „An den Wein" |
| „Bild der Zeit" | „Wilhelm von Eiff" |
| „Warschau" | „Trost" |
| „Pfingsten 1941" | „Kroatien" |
| „Den Frauen" | „Dämmerstunde" |
| „Russland" | „Kriegsweihnacht 1943" |
| „Dem Pferd" | „Montblanc" |
| „Russische Nacht" | „Orel" |
| „Bewährung" | „Kriegsweihnacht 1944" |
| „W. Schäfer zum Goethepreis" | „Bratsche" |
| „Memento" | „Gruss übers Meer" |
| „Mozart" (150. Todestag) | „Deutsche Weihnacht 1945" |
| „Verzagtheit" | „Rückkehr" |

*Rückkehr*

Not und Verzweiflung wusste sich
stets willfährige Tröstung:
die Heimstatt am See,
die parkversteckte, trauliche Zuflucht,
die Bühne besserer Tage.
Oft genug musste die Angst
sich in die Vergangenheit flüchten:
da die Wogen des Krieges, Gier und Gefahr
auch diese Insel beleckten.
Erinnerung blieb der beste Besitz
und ohne Verheissung das Künftige.
Ermattung und Qual,
Ohnmacht und Not,
Aufschrei und Schuld
tranken hier wieder Lethe,
ruhten sich aus und erstarkten:
und hielten in allem Morast der Zeit
sich am Gral vergangener Tage.

Auch die Burg zerfiel:
das Haus beschädigt, beraubt, verwohnt,
der Park verwildert, verdorrt, verfault,
der Grund von Bomben zerklüftet.
Und heil doch das Eiland des Herzens,
wenngleich auch die Zukunft verstellt ist:
voll Duft des Gewesnen,
voll Wärme und Kraft,
hegend wie eine Wiege.
Es nährt sich das Herz von verwehtem Sein,
da ihm kein neues bereitliegt;
und es lockt und schmeichelt der Frühlingstag,
das ewige Weib der Schöpfung.
Vor dem Fenster säuseln – wie ehedem –
der Tannen großartige Zweige.
Das Gebüsch am See gedieh und wuchs,
es erstarkte trotz Krieg und Entbehrung.
Das Wasser lächelt und glastet und spielt,
es spiegelt Wonne und Frieden.
Und drüben das Dorf, zwischen See und Hang,
ist das gleiche Wunder wie früher:
aus Schatten und Dunst
blinkt Weiss und Rot,
und manch eine rauchende Fahne.
Verschlafen, verträumt, halb Sein, halb Schein,
wie wir, aus dem Kriegsschlund Gespienen.

## 5. Greithers weitere „(nicht)-medizinische" Schriften.

Die wunderschöne Berglandschaft seiner Heimat, die Allgäuer Alpen, regte GREITHER bereits früh zu schriftstellerischer Tätigkeit an. So schrieb er über das „Stück Deutschland" in Österreich die Monografie „Das kleine Walsertal", die im Bergverlag Rudolf ROTHER (München 1950) erschien und seinem väterlichen Freund, dem Schriftsteller Wilhelm SCHÄFER, gewidmet war. Das 13 km lange kleine Walsertal, ein Seitental der Iller in Vorarlberg, ist seit 1891 an das deutsche Zoll- und Währungsgebiet angegliedert. Extra für dieses Frühwerk hatte GREITHER Linolschnitte angefertigt. Die 500 erschienenen Exemplare wurden auf handgeschöpftem Büttenpapier gedruckt und sind längst vergriffen. In GREITHERS Nachlass fand sich in Bezug auf seine Abhandlung „Das Unaufhörliche. Gottfried Benn und Paul Hindemith." eine Korrespondenz mit der Witwe des Hautarzt-Kollegen und Dichters Gottfried BENN (1886 – 1956) Ilse BENN (1913 – 1995) von 1979 sowie eine Danksagung von ihr (Absender Wolfschlugen bei Stuttgart).

**Tabelle 2 Greithers weitere (nicht-) medizinische Schriften.** (Quelle: privat.).

| Jahr | Titel |
|------|-------|
| 1952 | „Fahrt nach Holland" |
| 1956 | „Mozart und die Ärzte, seine Krankheiten und sein Tod" |
| 1956 | „Mozart und seine Ärzte in Wien" |
| 1957 | „Die Legende von Mozarts Vergiftung" |
| 1978 | „Mozart und Hildesheimer" |
| 1979 | „Das Unaufhörliche. Gottfried Benn und Paul Hindemith" |
| 1979 | „Strenge Form und kantable Schönheit" |

## 6. Greither als Violinist und Bratschist.

*Bratsche*

*Du bliebst mir stets liebend treu*
*in Unrast, Umzug, Gefahren.*
*Durchlittest heil den krausen Weg*
*auf dem wirren Schauplatz des Krieges.*
*Und warst mir stets mit dem Wunder zur Hand*
*mich in höhere Welten zu führen;*
*Vergessen webend dem schändlichen Tag*

*und dem ohnmächtig sinnlosen Handwerk:*
*ob ich mir gönnte ein einsam Lied*
*oder bescheidenen Part gab*
*zum hehren Chor der vier Streicher,*
*jener höchsten, entrückten Musik,*
*dem reinsten Himmel auf Erden.*

*Zwei Geigen, Bratsche und Violoncell:*
*sie singen sich über Schmutz und Schuld*
*hinaus aus der sündigen Erde,*
*entkräften die Zeit,*
*sind Balsam und Kuss*
*dem irrenden, weltwunden Geiste.*
*Sind Eintritt in die Unsterblichkeit*
*der sonst so vergänglichen Menschen.*
*Sind Glaube, Erlösung, Gottesdienst*
*dem erdenttäuschten Gemüte.*

*Ein Wunder unter den seligen Vier*
*bist du mir, betörende Bratsche.*
*Leihst von der Geige dir Höhe und Glanz*
*und vom Cello das saftige Dunkel.*
*Und bist, bescheiden, verhalten und weich*
*doch ewig ein Geheimnis.*
*Singst samten, süss wie Frauenalt,*
*lockst zaubrisch wie ein Erdgeraun*
*und hast doch dröhnende Fülle.*
*Bist spröd und innig, Mann und Frau,*
*gemischte Stimme der Schöpfung.*
*Ob du träumst oder singst,*
*oder lachst oder weinst,*
*oder sanft nur erblühst,*
*versteckt wie ein Veilchen:*
*stets ist dein Ton in Wärme gewiegt,*
*in Geheimnis versenkt,*
*von Wunder umhüllt,*
*in Keuschheit bewahrt*
*wie die Frucht in bergende Schalen.*

GREITHERS Bekenntnis zur Musik, gegen den Krieg und die Liebeserklärung an seine Bratsche (Urfassung aus dem Gedichtbändchen „Im Zwielicht des Krieges").

Auf die Frage, ob ihr Mann in seiner Freizeit eher Schriftsteller und Kunsthistoriker, Dichter, Kunstsammler, Maler oder Musiker war, antwortete Helma GREITHER ohne zu überlegen:

*„Musiker! Er liebte die Musik über alles. Sie gab ihm Entspannung und Freude in den schweren Stunden des Krieges und in schönen Stunden."*

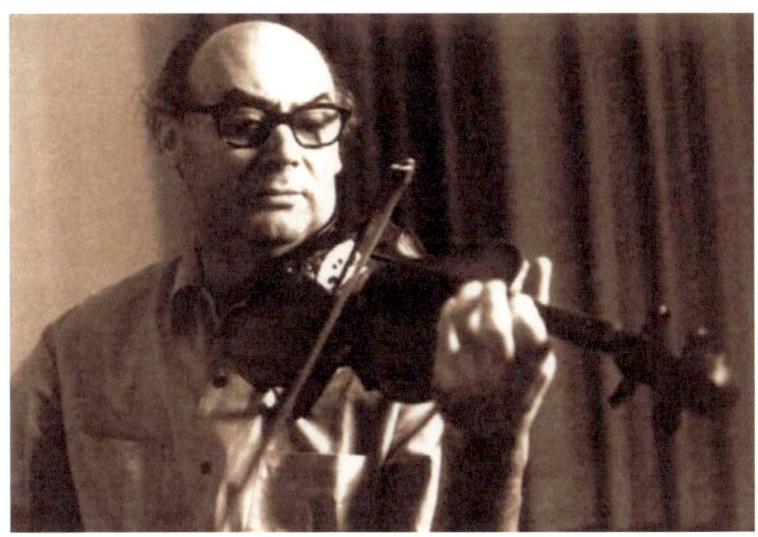

**Abbildung 24 Aloys Greither als Bratschist.** (Quelle: privat.).

Zu erwähnen ist im Zusammenhang mit GREITHERS musikalischer Tätigkeit zu Beginn der 30er Jahre unbedingt auch Elisabeth MAYER, die Frau des jüdischen Arztes und SCHARL-Freundes Wilhelm MAYER.[16]

MAYERS wanderten wie Josef SCHARL und Wolfgang SAUERLÄNDER ebenfalls nach New York aus. GREITHER schrieb: *„Elisabeth Mayer hatte Konservatoriumsreife. In ihrer Wohnung in der Ungererstraße 6, 1. Stock, wurde sehr viel musiziert, in wechselnder Besetzung, mit Instrumentalisten und Sängern. Fast immer waren ausländische Gäste anwesend. So erinnere ich mich eines jungen englischen Tenors, der kein Wort Deutsch sprechen konnte, aber Lieder von Schubert mit einer geradezu vollkommen anmutenden Aussprache zu singen vermochte. Mehrmals durfte ich mit Frau Mayer Violinsonaten spielen; dabei sind mir vor allem ihr Schwung und ihre Ausdruckskraft bei Beethoven, der bei Sauerländer nicht gespielt wurde, als den Violinisten stimulierend aufgefallen."*

---

[16] Auch als Übersetzerin machte Elisabeth MAYER von sich reden. So übertrug sie Cesare GIARDINIS „Don Carlos" für den C. H. BECK-Verlag ins Deutsche. Ihr Name durfte 1936 aber nicht mehr angegeben werden. In New York übersetzte sie das von SCHARL illustrierte STIFTER-Buch „Bergkristall" ins Englische. Frau MAYER war eine große Kunstliebhaberin und eng mit dem deutschen expressionistischen Maler und Düsseldorf-Amsterdamer Kunstprofessor Heinrich CAMPENDONK (geb. 3. November 1889 in Krefeld – gest. 9. Mai 1957 in Amsterdam) befreundet.

Auch im Krieg, in Orel, musizierte GREITHER weiter und schrieb am 6. November 1942:

*„Unsere Streichquartettabende haben uns inzwischen ein gutes Stück vorwärts gebracht. Allein die Tatsache, dass mich im Bereich des Hauptlazaretts, wozu auch Veiels Villa zählt, elektrisches Licht erwartet, lässt die häufige Probe zu einer besonderen Anziehung werden."*

Im Dezember 1942 schrieb GREITHER in einem Brief an Hermann HESSE: *„ ... ich bin seit zwei Monaten an einem Lazarett und die Zeit vergeht schnell durch die Arbeitserfülltheit der Tage. Dass wir aber – nicht allzu weit hinter der Front – musizieren und Streichquartett spielen dürfen, dies empfinde ich als Gnade und als hohen Tribut an den unbesieglichen Geist."*

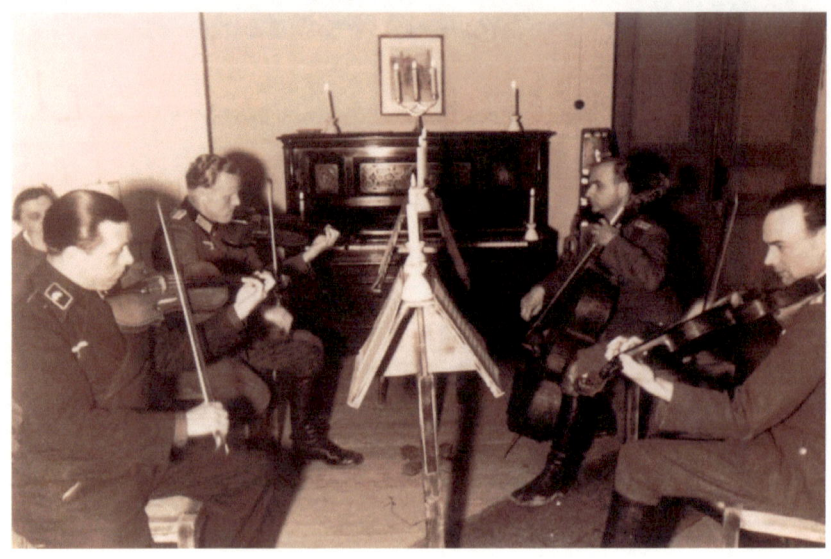

**Abbildung 25 Streichquartett an der Front, in Orel, April 1943. Jupp Schmitz, Kunz Veiel, Aloys Greither (ganz rechts) und Gottlieb Noll.** (Quelle: privat.).

Nach dem Krieg sind bis 1979 folgende Konzerte GREITHERS verzeichnet, bei denen er meist Bratsche spielte:

**Tabelle 3 Greithers Konzerte nach dem Krieg.** (Quelle: privat).

| Jahr | Ort | Anlass | Komponisten/Werke |
|---|---|---|---|
| 1945 | Chirurgische Klinik, Stat. 10, Heidelberg | Weihnachtsansprache Greithers | Haydn, Beethoven |
| 1953 | Heidelberg | 65. Geburtstag v. W. Schönfeld | Haydn, Mozart |
| 1955 | Chirurgische Klinik, Hörsaal, Heidelberg | 70. Geburtstag von K. H. Bauer | ?/Streichquartette |
| 1958 | Hautklinik, Heidelberg | 70. Geburtstag v. W. Schönfeld | ?/Streichquartette |
| 1961 | Chirurgische Klinik, Hörsaal, Heidelberg | Abschiedsfeier von Heidelberg | Haydn, Mozart/ Streichquartette |
| 1962 – 1973 | Kaiserwerther Straße Düsseldorf | Hausmusikabende u.a. mit Gast-Pianistin Magda Rusy | verschiedene |
| 1962 | Hautklinik, Hörsaal, Düsseldorf | Konzert | Haydn, Mozart/ Streichquartette |
| 1963 | Schwesternheim, Düsseldorf | Konzert mit Gast-Pianistin Magda Rusy | Honegger, Schubert/ Sonaten |
| 1964 o. 1965 | Dermatologiekongress, München | Künstlerhaus-Matinée, Einladung von Prof. Bandmann | Eccles, von Dittersdorf/ Sonaten |
| 1967 | Schw.heim, Düsseldorf | Hausmusik | Sonaten |
| 1973 o. 1974 | Dortmund | Jahresfest der Chefärzte der Dortmunder Krankenanstalten | Hummel, v. Dittersdorf/ Sonaten |
| 1976 | Neanderkirche, Düsseldorf | 105. Tagung der Rheinisch-Westfälischen Dermatologen | Beethoven, Mozart, Schubert/Duett,Quartett |
| 1976 | Alte Mensa, Düsseldorf | 25 Jahre Berufsverband nieder-gelassener Dermatologen | Krause, Haydn, Kraft/ Trio, Duett |
| 1978 | Akademie f. öffentliches Gesundheitswesen, Düsseldorf | Feierstunde zum Wechsel der Präsidentschaft | Haydn/ Streichquartette |
| 1978 | Lilienberg, Ermatingen/Schweiz | Frühjahrs-Kolloquium/Schweiz. Gesellschaft für Dermatologie | Mozart, Beethoven, Reger/Sonaten, Lied |
| 1978 | Langst/Niederrhein | Kammermusik bei Carla Ruska | Mozart, Reger/Sonaten |
| 1979 | Schwesternheim, Düsseldorf | Betriebsfest der Hautklinik | Mozart, Dvorák/ Sonaten |

Zu ergänzen ist noch ein Hausmusikabend in Bern bei dem Sohn des Malers Paul KLEE, dem Regisseur Felix KLEE, in der Freiburgstraße 54. Zu einem solchen Anlass spielte GREITHER in Bern auch auf der restaurierten Geige Paul KLEES. Aloys GREITHER veröffentlichte in den Jahren 1971 bis 1981 als Jahreswerke insgesamt elf Schallplatten mit eigenem Bratschen- und Geigenspiel unter dem Motto „Unbekannte Kammermusik. Musikalische Kostbarkeiten".

**Tabelle 4 Greithers Schallplattenaufnahmen (Kammermusik) als Violinist und Bratschist.** (Quelle: privat.).

| Jahr | Komponisten |
| --- | --- |
| 1971 | Beethoven |
| 1972 | v. Dittersdorf, v. Weber |
| 1973 | Amon, Bruch |
| 1974 | Louis, Ferdinand, Rudolph |
| 1975 | Dussek, Krommer |
| 1976 | Mozart, Schubert, Beethoven |
| 1977 | Haydn, Baryton, Trios |
| 1978 | Mozart, Haydn |
| 1979 | Mozart, Hummel |
| 1980 | Beethoven, Weber |
| 1981 | Lachner, Schubert |

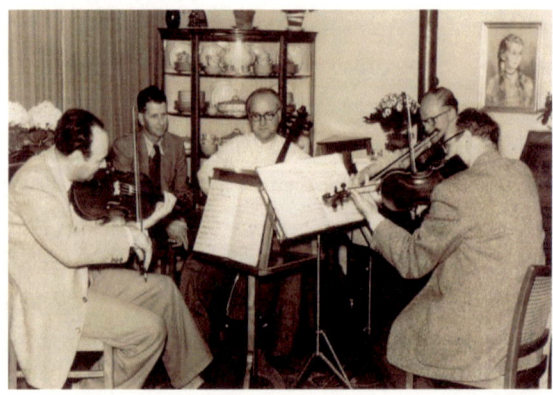

**Abbildung 26 Aloys Greither (links vorn) musiziert mit Freunden** (Quelle: privat)

# 7. Greither als Maler und Linolschnitt-Künstler.

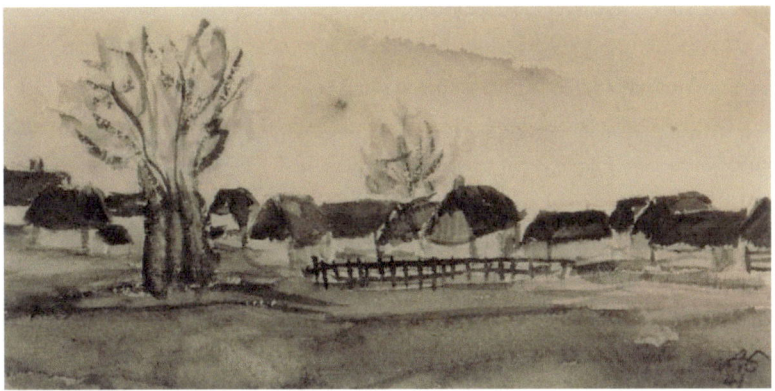

**Abbildung 27 Aloys Greither. Polnische Landschaft. Aquarell, 1941.** (Quelle: privat.).

Vom 18. bis 21. November 1981 wurde anlässlich der Branchenmesse „MEDICA" im Messe-Kongress-Center in Düsseldorf eine Ausstellung der Galerie BOSKAMP über „künstlerische Ärzte" mit dem Titel „Aeskulap malt" gezeigt. Aloys GREITHER war hier mit seinen Linolschnitten „Melonen", „Die Furt", „In den Vorbergen", „Wendelstein und Breitenstein" sowie „Drei Sonnenblumen" vertreten. Anregungen für diese Motive fand er auch in der Umgebung seines schönen Hauses in Holzhausen in den Bayerischen Voralpen.

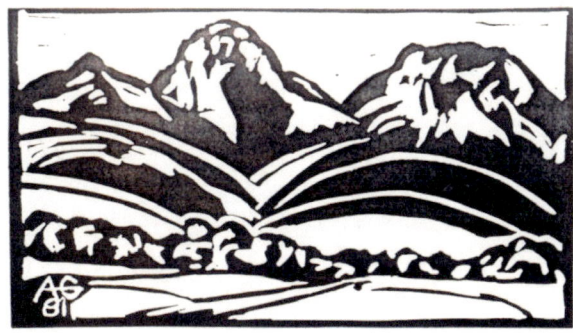

**Abbildung 28 Aloys Greither. Wendelstein und Breitenstein. Linolschnitt, 1981.** (Quelle: privat.).

In seinem Holzhausener Refugium fand eine Reihe von Hausmusik-Abenden mit Aloys GREITHER statt. Hier hatte der Hausherr auch eine Sammlung herrlicher Bilder und wertvoller Musikinstrumente zusammengetragen.

Helma GREITHER setzte die Musikabende bereits wenige Wochen nach dem Tode ihres Mannes fort. Frau GREITHER: *„Ich wollte nach vorn schauen und nicht so lange Trauer tragen."* Diese Abende fanden im großen Musiksaal statt, dem hervorragend ausgebauten alten Heuboden, mit Flügel, orientalischem Teppich und kleiner Empore, auf die eine großzügige Treppe mit schmiedeeisernem Geländer führt. Das kunstvolle Geländer stammt aus einem kleinen Schloss und wurde speziell an die Treppe angepasst. Die Anregung zur Umgestaltung des Heubodens zum Musiksaal hatten die GREITHERS von dem Besuch bei einem Bischof mitgebracht. Die Größe und Ausdehnung des Raumes, die großzügige Holztäfelung der Decke mit eingelassener Beleuchtung und nicht zuletzt der auf einem kleinen Tisch unter dem Wandteppich stehende siebenflammige jüdische Leuchter geben dem Saal eine feierliche Atmosphäre und erinnern fast schon an eine Schlosskapelle. Der kleine Tisch wirkt dabei wie der Altar, der große Wandteppich wie das Altarbild.

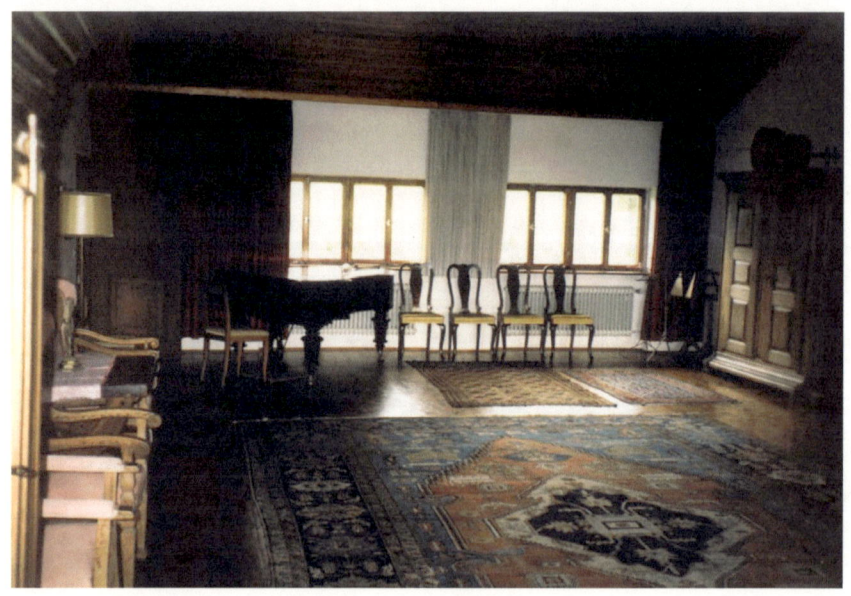

**Abbildung 29 Greithers Musiksaal in Holzhausen.** (Quelle: privat.).

Schaut man im Musiksaal nach links, erblickt man ein kleines Aquarell GREITHERS, das ein Kaffeeservice aus Messing mit einer Kanne und zwei Gießkrügen mit Stielhenkeln darstellt, neben denen sich eine Schachtel Zigaretten und ein Schälchen Kaffee befinden. Dreht man sich um, sieht man fast alle diese Gegenstände auf einem weiteren Tisch an der Fensterreihe.

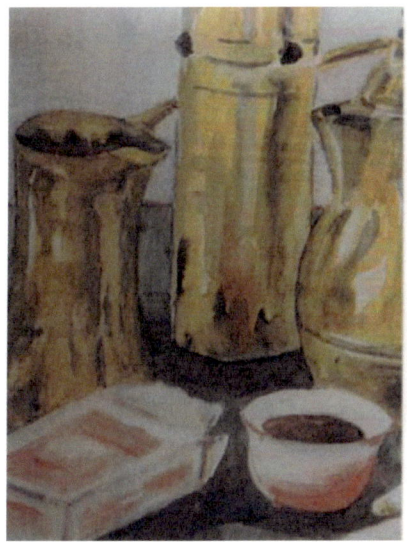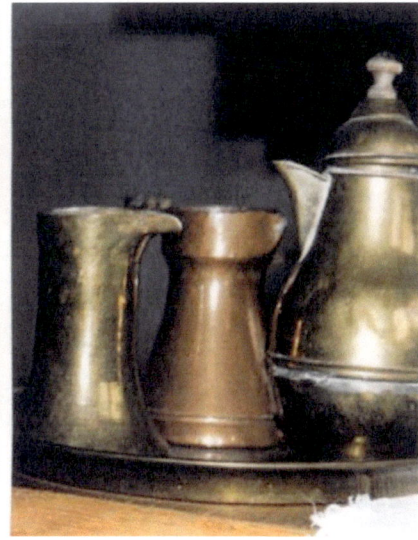

**Abbildung 30 Aloys Greither. Kaffeeservice (Ausschnitt), Aquarell und Originalgegenstände.** (Quelle: privat.).

Von der Fensterreihe aus hat man, genau wie von GREITHERS Arbeitszimmer aus, einen grandiosen Blick auf die Alpen.

Alles scheint, als wäre die Zeit stehen geblieben, und Aloys GREITHER würde jeden Augenblick sein Zimmer oder den Musiksaal betreten …

## Über den Autor

Der Autor wurde 1965 in Dresden geboren. Er begann zunächst Zahnmedizin an der Universität in Leipzig zu studieren und kehrte nach dem Physikum nach Dresden zurück. Dort wechselte er zur Humanmedizin. Fast neun Jahre arbeitete der Autor im Universitätsklinikum Carl Gustav Carus der Technischen Universität Dresden, zuletzt als Internist der dortigen Intensivstation. Eine Dissertation im Institut für Geschichte der Medizin führte ihn unter anderem auch auf die Spur von Aloys Greither, dessen Witwe er auf diesem Wege kennen lernte. 2001 zog der Autor von der Elbe an den Rhein und arbeitet seither in Köln in einem medizinischen ServiceCenter.